体象学说

一门临床进阶与治未病的体质课

俞若熙　主编

全国百佳图书出版单位
中国中医药出版社
·北　京·

图书在版编目（CIP）数据

体象学说：一门临床进阶与治未病的体质课 / 俞若熙主编 . -- 北京：中国中医药出版社，2023.12
ISBN 978-7-5132-8579-7

Ⅰ . ①体… Ⅱ . ①俞… Ⅲ . ①中医学—预防医学 Ⅳ . ① R211

中国国家版本馆 CIP 数据核字 (2023) 第 231099 号

中国中医药出版社出版
北京经济技术开发区科创十三街 31 号院二区 8 号楼
邮政编码　100176
传真　010-64405721
廊坊市祥丰印刷有限公司印刷
各地新华书店经销

开本 710×1000　1/16　印张 13.5　字数 198 千字
2023 年 12 月第 1 版　2023 年 12 月第 1 次印刷
书号　ISBN 978－7－5132－8579－7

定价　56.00 元
网址　www.cptcm.com

服务热线　010-64405510
购书热线　010-89535836
维权打假　010-64405753

微信服务号　zgzyycbs
微商城网址　https://kdt.im/LIdUGr
官方微博　http://e.weibo.com/cptcm
天猫旗舰店网址　https://zgzyycbs.tmall.com

如有印装质量问题请与本社出版部联系（010-64405510）

《体象学说：一门临床进阶与治未病的体质课》
编 委 会

主　编　俞若熙

副主编　王恩光　邓杨春

编　委　李　园　侯淑涓　曹晏齐　郭　昊

前言

中医药学是中华民族基于“仰观俯察”，总结出来的临床实践知识与养生保健精华。在“仰观俯察”的时候，人们运用得最关键的一个思维就是象思维。历代医家都注重象思维，但是并没有将象发展成为象的体系，只是当成我们认知中医药学的方法。《周易》是中国古代象思维的集大成者，其中又包含了大象、小象，但是八卦之象作为最大的规则，很少被运用于临床。本书仅是在做一个探索，试着从笔者自己的体会入手，思考世界运行的规律。

在学习《周易》之际，结合临床观察，会发现八卦之象与疾病的发病有密切的关系，通过一定的方法对这些关系进行分析，在简化临床方面有重要意义。《素问·上古天真论》说：“上古之人，其知道者，法于阴阳，和于术数，食饮有节，起居有常，不妄作劳，故能形与神俱，而尽终其天年，度百岁乃去。”大多数人只关注到了这句话提示我们要注意饮食、起居，不过度劳累等生活方式，而对“法于阴阳，和于术数”的具体含义知之甚少。其实这段话的点睛之笔正是“法于阴阳，和于术数”。现在，中医学讲阴阳比较多，但是讲术数很少，其实术数包含了很多内容，从阴阳开始，三才、四时、五行、五运、六气等，均是先有象，后有数，术也在其中。

在临床上，人的体质其实不是那么容易发生变化的，很多人的体质在一段时间内都是变化不大的，但会有很多变化的象。比如，感受风寒导致感冒，吃坏东西导致拉肚子，或是吃撑了导致肚子胀等，那么此时就应该会有一种象，即我们提出的体象。八卦可以作为象的一种重要呈现形式，通过三爻阴阳将八卦分为八种卦象，即“乾三连，坤六断，震仰盂，艮覆碗，离中虚，坎中满，兑上缺，巽下断”，体象模型可以与此一一对应。根据八卦形态可以对任何人进行八象分型。我们对八卦三条线分别代表天、地、人的理论做了重新定义，将其分为表（天）–中焦（地）–里（人），这里的“里”就是人的体质，而后再分虚实论治，阴阳寒热，自在其中。其中，阴爻（--）主要代表“虚”象，包括虚弱、阴暗、寒冷、静止、抑制等概念；而阳爻（—）代表的则是与阴爻相对的“实”象，包括炎热、外向、温热、亢奋等概念。

根据八卦的八个形态，以此取象，就有了以下八种体象分型：乾卦——表实里实中焦（脾胃）实型；坤卦——表虚里虚中焦虚型；震卦——表虚里实中焦虚型；坎卦——表虚里虚中焦实型；艮卦——表实里虚中焦虚型；巽卦——表实里虚中焦实型；离卦——表实里实中焦虚型；兑卦——表虚里实中焦实型。我们以乾卦为例，它的体象模型为三阳爻，代表表、里、中焦皆实。在最理想的状态下，乾卦可以是健康人的体象模型，指表里俱无病、体质平和。另外，在临床中还会面对健康人存在实邪，但尚未发病的情况，因此乾卦代表的是在表、里、中焦三个环节中的一个或多个环节存在实邪表现的人群的体象，包括如邪郁肌表、脾胃气滞、痰湿体质等一种或多种的集合。

在这些分型之中，我们应该意识到，治病是有原则的。按照中医的原则，我们总结出八象型治疗原则，先解表，后和中，再治里，实则泻之，虚则补之。面对任何一种疾病，都需要考虑这三个要素，而考虑完这三个要素之后的治疗就会简单很多。表、里、中焦之间既存在相互依存的关系，又有很明显的层次关系。治疗表证，始终要考虑体质情况，还有中焦胃气；治疗胃气，始终要考虑里和表；治疗里证和调理体质时，始终要考虑表和中焦。只有这样三位一体，有先后，有表里，才会是不错的辨证思路。

本书所讲的“体象学说”延伸了中医体质学的内涵，通过分析日常生活和临床常见问题，简化中医养生治未病与治已病的过程。本书总共分为两篇九章，从方法论、认识论两个层面，同时从九体略说、八象分型、七情所感、六淫所伤、五行为用、四气调神、三才析因、二元统一、求源归本九个方面，囊括了大多数的中医术数问题，是阐发《素问·上古天真论》里面关于“和于术数”的一个尝试，进而使我们能够更好地理解生命的本源、阴阳的真正含义，以及导致疾病发生的原因等一系列问题，同时更好地延伸中医体质学的内涵，并提出一套新的临床诊疗模型——体象模型，以适合中医养生治未病与治已病的全过程。虽然本书是学术体系的构建，达到的却是学术的科普作用，主要还是为了促进中医体质学说应用的实践并扩大其影响，为临床诊疗与中医科普创造更多的价值。

俞若熙

2023 年 12 月

目录

下篇　认识论

引言：跟着国医大师学中医的感受

但凡学中医的人，都知道国医大师的“精贵”。目前一共只选过四届国医大师，每届30位，一共也就是120人，加上他们年岁已高，还能够在临床、社会教学的更是少之又少。

自第一届国医大师评选以来，该盛事就一直是大家关注的焦点，因为这些中医大家不仅是中医的门面，更是社会的标杆。国医大师的评选标准极为严格，能够评上国医大师的中医，一般都具备了丰富的临床经验、扎实的理论功底、良好的社会影响、高尚的医德医风，是当代的模范。“言为士则，行为世范”，所以跟着国医大师学习是很多中医学子梦寐以求的事情。

是缘分也好，是运气也好，让我在当年考博的时候机缘巧合地来到了国医大师王琦院士身边学习。王老师对我的第一印象是“江南小女子”，因为他是江苏扬州高邮人，我是紧挨着他老家的浙江绍兴诸暨人，同为江南人，加上我又与师母是同姓，故多了一份特殊的亲切感。

在跟随老师学习的这些年，不断地从老师的思想、言行、临床等方面吸取营养，不仅使我的中医医术水平有了很快的提升，同时也不断鞭策我努力学习各种知识。在跟随国医大师学习的过程中，我总结了以下几点心得，同时也作为帮助临床医生快速成长的一些建议。

一、人心向善，追求卓越

“人心向善”是老师对学生们的第一要求。无论做什么事，心中的第一个出发点一定是善，然后才是追求卓越的工作成绩。“做个好人！”这句话或许听上去有些虚，但老师确实是经常这样强调，也是这样做的。他要求学生把做人放在首位，让我们每个学生做到“真善美”。他曾经在一次年会上特意写了一篇长长的散文，名为《真善美是一朵莲花》，告诫我们无论是做学问也好，还是做临床医生也好，做人都是排在第一位的，首先要做个好人，然后才是做个好中医、好老师。

二、医生要成长，必须扎根临床一线，以患者为师

每一位国医大师的评选，都需要有50年的临床从业时间，这个时间长度对于一个医生来说，不仅是能力的体现，更是一种敬业精神的体现，50年的坚持，不是一般人能够做到的。所以我们可以看到，国医大师们都会与患者打成一片，都是与事业融为一体，他们的思想无不是从临床中提炼出来的精华。正是因为如此，在身边很多中医医生西化，或者转行的情况下，我始终坚持运用中医理论看病。现在更是因为网络的传播，找我看病、调理的人也越来越多，虽然我本身的科研、教学等工作已经很多了，但我还是会坚持每天看几个患者。在这种高强度的临床工作下，也锻炼出了自己的临床“嗅觉”能力，培养了我更好的洞察疾病本质与发展规律的能力。很多时候，患者一说自己有什么问题，我就能抓住他的“本质”原因了。

王老师正是因为拥有了丰富的临床经验，积累了大量的临床数据，经过凝练提出了九种体质学说，并使之成为中医领域的创新学科，故其是中医界传承精华、守正创新的典型代表。国医大师王琦临证领悟见图1。

经方时方各擅其长，无需各立门户；
辨证用方专病专方，无需形同水火；
复方单方择善而从，无需厚此薄彼；
临证活方活法活用，全在领悟贯通。

——王 琦

图1　国医大师王琦临证领悟

三、扎实的文史功底，读经典，做临床

中国有一句俗话“一个秀才半个医”，用来形容儒生学医的易如反掌，当

一个人的文史功底好的时候，学习中医就会变得非常简单。中国古代的名医，基本上都是非常好的读书苗子，比如张仲景。举孝廉是汉代发现和培养官吏预备人选的一种方法，它规定每二十万户中每年要推举孝廉一人，由朝廷任命官职，张仲景便是被州郡举为孝廉、进入官场之人，可见其优秀。被举之学子，除博学多才外，更须孝顺父母、行为清廉，故称为孝廉。早先，举孝廉又被叫作“举茂才”“举秀才”，因为汉光武帝名叫刘秀，所以后来就不叫“举秀才”了。张仲景是非常熟悉儒家经典的，我们仔细读《伤寒论》会发现，其实他很熟悉《周易》等儒家经典，序言之中的“寻余所集，思过半矣”，这句话的表达实际上来自《周易》。后世的医家，如薛生白，其实也是有非常深厚的文学功底，其撰写的《一瓢诗话》所展现之文采可以与当时的吴梅村、王士贞等人相媲美。

王老师也经常写一些诗词作品。因其酷爱中国古典文化，所以师门中喜欢读书的同门常会得到老师的青眼相看。

为了做好临床，老师一直要求我们多读经典。在临床跟诊的时候，他总是会突然问学生，他开的方有什么用意，其中包含哪些经方？记得有一次门诊，老师突然停下来考我们他用了什么方？我的一个师弟立即就说出了是“柴胡龙骨牡蛎汤”，老师十分欣慰。这也大大激励了其他同门要好好学习经典。而且，他经常强调学生们开方用药不要太多，要用小方治大病，比如他经常推荐用芍药甘草汤、枳术丸、甘麦大枣汤等药只有两三味，却特别好用的方子。

还有一段时间，我们一群学生每个月都会整理和探讨老师的病例；一本杂志还给王老师开了专栏，分析总结老师的用方思想。这些医案讨论形式真的是非常能培养中医人的看病思路和组方用药。

在王老师的影响下，我也不自觉地看了一些古典书籍。通过这些书籍的浸染，自己在读经典的时候，会发现另外一种境界，而一旦进入这种感觉，就会不由自主地反映到临床上了。其实，这也是我一直能够坚持做中医，坚持看病，坚持做中医科普的原因。

四、做事极其认真，凡事皆细致入微

老师做事非常认真，有的时候出去讲课，路上一直都在修改课件，到开讲的前一秒有时还会修改。他无论做什么事情，都特别认真严谨，比如去哪里开会，他会查一下这个地方有什么特色，在报告时说出来，这会给当地主办方和参会人员留下特别亲切的好感，觉得老师居然对当地这么了解，真是非常用心了。这种认真的态度使老师在业界也获得了非常好的评价。而其思想体系的建设也正是在这种缜密的思维之中完成的。所以，我们去看老师的著作，会发现其写得非常细致入微。因为受老师的影响，我在看病、写标书、写文章的时候，也养成了做事谨慎和细致的习惯。所以，有的时候我在互联网医院上看病看得非常慢，需要反复思考，反复掂量，反复与患者确认。因为我本身做互联网科普，粉丝多，找我看病的患者也多，所以经常会欠下任务，要用很长时间才能处理好患者挂的号。但是，这种过程其实也很有助于自己的提升，因为凡事“缓则圆”，有了更多的时间思考，有了更多的时间琢磨，自己才会更有体悟，更有心得。

五、温和的脾性，“温良恭俭让”，修出长寿的人生

在普通人看来，一个人能够长寿，需要脾气好。但是，在一个专业的中医看来，能够长寿其实是中医养生做得好。大家以为中医是不分科的，但其实中医本身也是分科的，早在汉代，就分成了“医经”“经方”“房中”“神仙”，除了“经方”是关于治病的，其余三科其实都是关于修身养性的。治病应对的是突发的疾病，但是绝大多数人其实都处于亚健康状态，所以预防疾病、“治未病”才是最重要的。我在临床上一直强调调理，要患者自己养生，其实就是基于这么一种认识，所有的疾病都是“三分治，七分养”，得病是你自己得的，痊愈也是你自己痊愈的，医生只是起到一个辅助的作用。老师的医术高超，很大一个原因就是温和的脾性，就是孔夫子所谓的“温良恭俭让以得之”。正是因为如此，我自己在生活中也会不断地反思，不断地往这方面努力。

因为疾病需要时间调养，故对于很多患者来说，服用苦味的中药就难以为继了，所以我开方都是开一些“药食同源”之品。我的药里经常会有山楂、马齿苋、荷叶、薏苡仁等，因为我觉得食疗能够治好的病，咱们就尽量少用药物。孙思邈曾经说过“食疗不愈，然后命药”。其实，从另外一个角度讲，患者找医生看病，不仅要看吃什么药，也要看医生本身。医生自己的状态也很重要，你说一个中医把自己的身体搞得很差，他又如何能研究清楚患者的身体呢？国医大师的养生方法同样值得患者学习，毕竟保持健康的方法都是一样的，生病却各有各的原因。

当然，国医大师身上值得我和大家学习的地方还有很多，限于篇幅，我只是介绍这几个体会最深的点，后面有机会还会陆续不断地介绍我自己的临床心得，以及对中医的感悟和学好中医的建议。

最后，引用王老师2021年的医师节寄语“医者要正其心，精其术，修其德，心中装有人民至上、生命至上的崇高理想，大医精诚永续传承”，与大家共勉！

俞若熙

2023年4月

上篇　方法论

第一章　九体略说

治病求本到底说的是什么，辨证论治只是治标吗

“治病必求于本”，这是《素问》里最重要的一篇文章《阴阳应象大论》的核心内容。所谓“治病必求于本”，这个“本”是什么？可能大家都没有好好地考虑过，我们只知道治病求本，是所谓的“中医治本，西医治标”中与标对应的这个本。实际上，中医治病有的时候也会治标，而且绝大多数时候都是在治标，很少有能够治本的，为什么呢？因为我们的认识出现了偏差，我们觉得疾病的本在于病因，在于风、寒、暑、湿、燥、火这些外在因素，在于喜、怒、忧、思、悲、恐、惊这些内在因素，但并没有从根本上去理解所谓的本是什么。

其实，标本是一个对立的概念，所谓的本是植物生长在土壤以下的部分，就是我们所说的根，根就是所谓的本。根本对于植物来说，是水分的来源，也是养料的来源，更是整个植物之所以生存的一个根本原因。而所谓的标呢？其实就是植物的叶子和枝条。所以我们去分析一棵树，最重要的就是其根本，而不是枝叶。

所以治疗疾病，我们最重要的是把体质调理纠正过来，把体质“土壤”调理好，基于其上面的疾病和症状自然也就好了。

为什么说辨证论治是治标

现在，经方是显学，而且是非常重要的学问，以治疗疾病的效果快、准、狠而著名。但是我们不知道的是，经方之所以火起来的主要原因就是在现代医疗模式下，我们必须要有能够快速发挥作用的医疗技术，这样才会获得群

众的认可。

而绝大多数的经方家在后期的发展中，都会变得更加保守，或改变研究方向，比如有不少医家会转而研究体质学说。这就是因为经方治疗的是标，不是本。所谓的标，就是当下显现出来的症状，随着气候或者地域的变化，以及疾病的进展，会出现很大的改变。

凡是处于变化之中的，肯定不是根本，因为我们的祖先一直告诉我们，大道是不会变化的，“天不变，道亦不变”，而辨证论治最大的特征就是治疗当下的情况，过了这个时间节点，可能就不再适合使用这个方剂了。

何谓本？因地制宜，因人制宜，因时制宜

我们知道，在看病的时候，中医最讲究的就是三宜。所谓的三宜，即因时制宜，因地制宜，因人制宜。因时制宜就是根据天气的变化来决定，如夏季很少用麻黄之类的热药，冬季很少用石膏之类的寒凉药。因地制宜，则是要考虑地域的差别，《素问·异法方宜论》中就提出了这个内容。

三宜中最关键的是因人制宜。我们治的病是人的病，不是动物的病，而且人是千差万别的，有的人孔武有力，有的人瘦弱无力，他们的疾病治疗起来肯定是不一样的。那么这种决定人与人之间差别的东西是什么呢?

其实就是人本身。因为不同的人通过长时间的生活，有来自基因的影响，有来自环境的熏陶，也有来自饮食习惯的感染，故早就形成了不一样的体质，这种从人体质入手的治法就是我们所谓的治病治本。

何以故？因为疾病的产生，其实是一个内因和外因共同作用的结果。所有六淫之邪需要进入人体之后，才会发生作用，而进入人体之后，人本身抵抗力的强弱又决定了得病的种类。我们在临床上会发现，一个人得病的种类几乎一成不变。心脏不好的人只要生病大概率就是心脏问题，这是因为这类人的体质就是阳虚、血瘀体质，很容易导致心脏的问题，所以我们在治疗的过程中，可以用经方之中的瓜蒌薤白白酒汤等方剂活血理气，很快便能解决心脏不适的问题，但是只要体质没有改变，过不了几个月，患者又会出现同样的不适。所以，我们更需要的是平时调理好体质，杜绝再患同样的疾病。

本就是深深根植于人体的那些导致阴阳不平衡的内容，有来自基因的因素，有来自饮食习惯的因素，也有来自情绪或者环境的因素，才是我们治病求本的时候需要关注到的本。

治病必求于本，体质用方很简单

前面我们分析过，中医治病是分标本的。我们熟悉的《伤寒论》，从字面意思来看，其实是主要治疗新感疾病的。

所以，从某种意义上来说，《伤寒论》治疗的是标，并不是本。在研究经方的诸多名家之中，如黄煌教授就提出了“药人”的学说。实际上，《伤寒论》和《金匮要略》之中其实也有一些关于体质的论述，如湿家、酒客家、黄家、喘家、虚劳家等，这些都是早期的体质相关论述，但是在当时还没有被系统地阐述出来。

在临床上，我们按照王琦老师的九种体质学说指导实践，实际上就是在运用几个固定的体质适应方治疗疾病，这是一个相对比较漫长的过程，也是一个治疗简化的过程。体质学说的好处之一就是将临床的很多问题简化了，所以看病也变得简单和高效。其实，一开始对中医体质学说进行探索的时候，很多人都不看好，但是王老师独具慧眼，坚持下来。现在，九种体质学说在体质辨识和治未病之中发挥了非常重要的作用。

效不更方与效必更方

在临床上，我们有的时候是效不更方，有的时候则是效必更方。很多人对此不理解，特别是对于没有了解过中医的人来说，不会理解这两个互相矛盾的内容。今天，我们就可以从体质学的角度或者从临床的角度给出一个比较合理的解释。

效不更方，其实是在我们通过辨体与辨证之后，给出的治疗方案。辨证论治的方向与体质辨识的方向是一致的，这个时候就要坚持用这个方，坚持吃下去，患者的疾病就可以得到比较好的改善，甚至可以从根本上解决问题。

这就好比一个老人家，因为气虚导致了感冒，但是这个感冒是风寒感冒，我们普遍会给其使用含有麻黄之类的发表的方剂，但是这类方剂只能吃个七八成，药吃完了之后，就要赶快进入补泻结合的阶段，不然的话老人的身体是受不了的。所以说效不更方其实是辨体论治与辨证论治的有效结合。

而效必更方，则是另外一种情况了。比如我们遇见了阴虚体质的患者刚好在冬季感冒了，这个时候就会有风寒感冒的特征，我们用药就会偏向于辛温的药物。一旦感冒几乎痊愈，我们就不得不改用一些有滋阴效果的药物，这样才能将阴虚体质的人的抵抗力提升上去，不然还会变生他证。

治已病只是治标，治未病才是治本

《素问·四气调神大论》是中医学的一篇基础性文章，其中有“是故圣人不治已病治未病，不治已乱治未乱，此之谓也”的论述，我们一直将这句话挂在嘴边，但是很少有人能够体会这句话的深意。

实际上，治未病是一个非常好的思路。很多人会问，未病怎么治？还没有得病，怎么治疗？这就是中医体质学的魅力。没生病并不代表不会生病，只要有某种体质在，就有生病的基础。我们治未病就是要从调理体质开始，因为体质才是我们所有疾病的基础。

所有的治未病都是治本，但是这个过程很漫长，一般要持续整个人生。治已病的过程是比较短的，一般只有在有了明显的症状之后，患者才会吃药。

基于体质的辨证论治，实际上就是将未病之体与已病之证结合在一起，不但要调理病证，还要调理体质，这才是效不更方和效必更方的原理所在，而体质用方就会因此变得更加简单。

“新三辨诊疗模式”让临床治疗与养生更有层次感

在中医体质学说的影响下，我们有了“三辨模式”，即辨体－辨病－辨证论治。经过我长期的临床观察发现，其实辨病论治有一定的复杂性。医学一直在发展，医学名录不断变化，所以辨病论治会越来越复杂。但是，如果我们回归《黄帝内经》，回归经典，会发现病名虽杂，却不外乎外在六淫之邪、内在七情损伤等，所以我们提出了“新三辨模式”：辨体论治、辨证论治、辨因论治。

辨体论治重在形体：肉眼可见

其实这是一个治病的不同层次的问题。首先是辨体论治，这里关键是体，什么是体？体是由我们的父母交合而成的，经过出生之后的饮食、环境等后天因素影响形成的一种看得见、摸得着的身体，其属于物质条件与载体。这种可见的东西，其实是最难改变的。比如，我们知道身体中的结节、肿瘤都是可以看得见的，如果要消灭它们，就需要很长的时间，实际上它们的形成也是花了很长时间的。

养生的关键就在于长期养“体”，在于不断改善我们的体质条件。有的人肥胖，其实是体质的问题，所以怎么控制都不行；可有的人吃得非常多还是瘦，其实也是体质的问题。肥胖之人多痰饮，所以胖瘦是长期以来培养出来的体质状态决定的。那为什么胖人会多痰湿呢？一则与遗传等先天因素有关，二则与后天的饮食、作息、环境等因素相关。所以，辨体论治是一个非常长远的治疗方案，讲究的是长期效果，这个长期效果有的时候需要几个月，有的时候需要一年或者更久。轻者可单纯靠食物来改善，严重的还需要配合中药等方式来调理。

辨证论治重在气：通体可感

辨证论治，其实是在气的层次，不同的证的出现，是人体一身之气发生了变化。已经表现出来了不舒服，或是不正常征象，就有了所谓的“症”，这些症组合在一起，就变成了“证”。比如，头痛是一个症，腹泻也是一个症，如果它们两个是散装的状态，就可以有不同的搭配，但是如果搭配到一起，那就有可能是一个证。这个过程反映的是气的层次，气的层次是人类可以感受到的，但是机器未必可以检测到，这就是很多时候人们去医院体检了半天没显示出问题，可是就是不舒服的原因，此时用我们中医“气”的概念就能解释通了。

比如对于风寒咳嗽来说，一开始可能是表寒严重，我们给患者一些辛温的发表药物之后，其症状得到改善，从原来的表寒证变成里寒证，此时我们就会改用一些温补的药物。所以，辨证论治讲究的是中长期疗效，在三五天之内就会有变化，这是气的层次。气的一体性决定了证是一体的，是由好几个症组合而成的。

辨因论治重在神：专业才懂

其实，辨因论治是一个比较难的阶段，有些问题我们可能没法给出一个确切的原因。辨因需要依靠很多参照物和临床经验来分析，没有分析出来，就不可能给出正确的治疗方案，这也就能够解释只有专业的医生才懂如何辨因的说法了。

因有内因，有外因，还有不内外因。内因是七情，人是无法控制它的，你不知道会不会有谁在背后突然拍你一下子，这就决定了“惊吓”这个情绪是你不知道的，而且持续的时间也会较短。你也不知道自己下一秒会不会生气，因为不知道谁会让你生气。

外因六淫也是同样的。你不知道下一秒会不会下雨，这是天气预报都报不准的事情。所以，因是很难说的，时刻在变化，这就好比“神”。在辨别病因的时候其实是挺考验中医水平的，毕竟要把病除了，必须找对那个正确的病因。

我们举一个例子，那就是失眠。失眠就是神出了问题，几乎所有的失眠患者都有精神疾患。我们再举一个例子，惊吓对人的伤害其实一开始只是一个“神出窍”，然后就可能落下心跳不正常的气的问题。

神出问题了，并不一定会出现气的问题；气出问题了，也不一定会有体质的问题。但是，体质问题必定牵扯到气，气出问题必定牵扯到神，形、气、神是三位一体的。症状有强弱，危害有轻重，治疗有缓急。从重要性来说，体质最重要，但治疗上最缓，这是“急则治标，缓则治本”的原则决定的。体质也不可能是立即就能被纠正过来的。

辨体论治、辨证论治、辨因论治，三位一体，但是精粗不一，要求各异。辨体论治是最简单的，每个患者都可以自己做到；辨证论治则更进一步，需要专业的培训，拥有专业知识才能做到；但是辨因论治，那就不仅仅需要有理论知识，还需要有成百上千的临床实践才能理解。这也是我们提出迥别于"老三辨模式"的"新三辨模式"的原因与初衷。

气虚体质者是什么样的一群人

气虚体质者往往"保卫"能力下降，也就是卫气虚。卫气好比我们身体的屏障，别人的都是"严丝合缝"的，而气虚体质者的卫外功能就像"筛子"一样，全是洞，跑风漏气。因此，风大点也感冒，变天也感冒，刚好几天又感冒，这些表现就是在提醒我们身体出问题了。

为什么总是出这么多的汗

气虚体质的人经常会有这样的现象，就是动不动就出很多汗。经常有患者反馈，运动时出汗如雨下，有的人以为这是好事，但其实是气虚的缘故。中医讲"血汗同源"，出汗太多也是对人体的一种伤害，所以千万不要觉得出汗越多越好，因为过多出汗，也是一种对身体的消耗。

关于出汗问题，不出汗和出汗过多都是不正常的。不出汗，可能是肺的宣发功能失调；出汗太多，则也是一种虚的表现。这是由于卫气不足了，保护作用减弱了，自己身体的屏障大门敞开了，腠理稀疏，机体的津液就变成汗液很容易从肌肤里面出来。还有一种出汗是出冷汗，气虚了，气的温煦功能也发挥不出来了，所以就会出现冷汗。因此，汗液的不正常是身体在与我们对话，提醒我们身体出了问题。

为什么总是感冒

生活中有这样的人，他们对冷空气很敏感，动不动就着凉感冒，或是边上有人感冒，他们立刻就跟着也感冒了。这样的人往往是气虚体质。气虚体质的人对外界环境的适应能力很差，稍微受到风、寒、暑、湿等邪气的影响就容易生病。而且一旦得病，还特别不容易好，病程总是很漫长，拖拖拉拉的，抵抗力比一般人明显要差。无论是季节转换、气温降低，还是流感来袭，他们均会无可避免地出现感冒。甚至有的人一年四季打喷嚏、流清涕不断，表现为过敏性鼻炎。而经常过敏的人其实也兼有气虚体质。

为什么总是感觉特别累

“好累啊！”这是气虚体质的人经常说的一句话。经常也没干什么事，就是疲惫不堪，没有精神，他们给人的感觉就是精神状态不好，不够有活力。他们的耐力很差，跑不了长跑，跑几百米可能都受不了；爬楼也是，爬个三四层楼就呼哧呼哧地喘个没完，上气不接下气；如果一起出去逛街，他们走一会儿就得休息一下；若是去郊游爬山，那更是受不了，完全跟不上队伍。

气虚体质者还会有这些问题

中医认为，宗气是走息道以司呼吸的，凡是言语、声音及呼吸的强弱，都和宗气的强弱有关。气虚体质的人本身宗气不足，说话有气无力的，感觉说话多了会很累，如果是从事教师或是其他经常说话的职业，那么就会导致越来越气虚。

气虚体质的人可能饭量不小，但总不见长肉。这是因为气虚体质的人脾气也往往虚，不能很好地吸纳水谷精微。另外，他们总觉得嘴里面味淡，喜欢吃一些重口味的食物。因为脾气虚弱，其大便也是经常不成形的。我就遇到过这样一位患者，十多年大便不成形，结果给他用健脾祛湿茶调理了一周，大便就成形了，之前他一直以为自己肠胃有问题，但又查不出有什么问题，其实这也是一种脾气虚的表现。同时，还有人会便秘，是那种就算有了便意也要等很长时间，很难排出来，真正排完便后会觉得特别累的情况。其舌头总体来说要偏淡一些，舌体胖一些，舌边还有牙齿印。

通俗地讲，气虚体质的人的能量和耐受力都比别人低弱。从外表上来看，其面色不太好，不是发黄就是发白，没有神采；口唇颜色也很淡；头发也不够黑亮。有的人看起来身体很壮，肌肉按上去却很松弛。

元气不足是气虚体质的根源

气虚体质是由于元气不足所致，是以疲乏、气短、自汗等气虚表现为主要特征的体质类型。认识气虚体质之前，我们先来认识一下什么是气。对于气的解释有很多，比如气体、气味、气息、气候、气温等。中医认为，气是构成宇宙最基本的物质，同样是构成人体最基本的物质，也是维持人体生命活动最基本的物质。所以，气对于人体的生命活动来说，就像汽车的发动机一样，一辆汽车跑得快，往往是发动机好、动力足。人体气虚了，就好像汽车发动机出了故障，没有动力，运转不起来了。

现在，在工作和生活节奏加快的同时，大家所面临的压力也越来越大。不管是年轻人还是中年人，在打拼事业之余，更重要的是身体健康。要活出真正的健康，就不能气虚。

过敏真的无处不在吗，为什么那么多人都可能是过敏体质

过敏体质是九种基本中医体质类型之一。2009 年，流行病学调查表明，过敏体质者在人群中占 4.97%，也就是说每 20 个人之中就有 1 个人是过敏体质。

过敏性鼻炎是临床最常见的疾病之一，且日渐年轻化、发病率逐年上升。其对患者的生活质量、精神状态、经济状况带来很大影响。在过去的几十年里，过敏性鼻炎的患病率在全球范围内逐渐上升，目前已达 11%，而我国则更高。一项为期 6 年的中国成人自报过敏性鼻炎的调查报告显示，成人过敏性鼻炎患病率从 2005 年的 11.10%上升到 2011 年的 17.60%。

很多患者出现过敏现象的根源还是过敏体质。从表面上看，过敏体质的发生率很低，但是如果我们稍微观察一下，就会发现其实过敏体质普遍存在。

漆本身是一种涂料，却有很多人对它过敏

有一种树叫作漆树，这种漆树里面有一种有毒的液体，当人类接触之后，就会发生过敏反应，有的时候 7 天都好不了，甚至吃药效果也不理想。《诸病源候论·漆疮候》描述："漆有毒，人有禀性畏漆。但见漆便中其毒……若火烧漆，其毒气则厉，著人急重。亦有性自耐者，终日烧煮，竟不为害也。"

我们知道，漆本身是一种非常好的涂料，将其涂在木质的家具上，就可以让家具变得更加的坚固，也可以防止虫鼠咬，有的漆器可以历经很久才腐烂。

但是，这些漆不是生漆，都是经过处理的漆，生漆是从树上直接取下来的。我们有的时候还会将漆树的枝条放在池塘里，这样就可以降低鱼儿得皮肤病的概率，但是同时也会增加使用池塘水的人发生过敏的概率。

古代就有一个关于漆的故事。《冷庐医话·卷二·今书》里记载：有个年轻人新近娶妻，不久后出痘疹，全身皆肿，头面部像斗一样大。许多医生都没有办法，就请崔默庵医生给他诊治。崔医生面对患者沉思几天以寻找其病因。他在诊察这个年轻人时，发现其六脉正常，只是稍微虚弱一点罢了，一时间无法了解病因所在。后来，崔默庵发现患者非常有食欲，但是其他医生告诫他不要吃，而崔默庵让他吃饭，患者吃喝很香，崔默庵更加不理解了。

后来，崔默庵通过"视其室中床榻、桌椅漆器熏人"，顿悟出患者"为漆所咬"，即油漆过敏，以致"未几出痘，遍身皆肿，头面如斗"。经治之法也别开生面，先让患者"别迁一室"以避离过敏原，后用善治漆疮的生螃蟹捣敷全身，很快痊愈。其实也是因为这个人是过敏体质，才会对油漆过敏。

千差万别的过敏原

过敏原是个不确定的事，也许你对漆不过敏，但是会对其他的东西过敏。常见的过敏原非常多，有的人对尘螨、花粉过敏，有的人对吃的食物如虾蟹、鸡蛋等过敏，甚至还有人对中药过敏，比如有的人不能吃熟地黄，只要方剂之中含有熟地黄，就会出现腹泻的现象，这是个体差异性的表现，归根结底还是过敏体质的缘故。临床上，有的人还对紫外线过敏。

另外，功能医学研究表明，超过一半的人都对花生等坚果过敏。这些坚果吃下去之后很难被消化，从而影响人们的消化系统，进而影响整个人体。所以，我们平时觉得非常好的花生，实际上对人体肠胃的损伤是非常大的。从功能医学的角度来说，可能还是少吃花生比较好。

比如，我们知道的荨麻疹，其实就是典型的过敏性疾病。清代吴谦《医宗金鉴》言："此证俗名鬼饭疙瘩，由汗出受风，或露卧乘凉，风邪多中表虚之人。初起皮肤作痒，次发扁疙瘩，形如豆瓣，堆累成片。"我在临床上经常遇到这种患者，洗完澡后加重，浑身刺痒，皮肤划痕症阳性。这种人也是以过敏体质为根本；表虚汗出，外感风邪为发病机制。所以，通过调理过敏体质一段时间，患者就能得到巨大改善，有好多人几年都不再犯病。

地域差别也很大

有不少过敏性疾病患者反映，明显感觉自己在一个地方过敏很严重，而到了另外一个地方就没事了，这怎么解释呢？这就是地域外因对人的影响。去除了外在的致敏因素，没有激发起过敏反应，那我们能说他就不是过敏体质了吗？不是这样的，他只是没有被激发而已，一旦环境变化，该发生的过敏还是会发生。只是对于发病而言，除体质以外，病因也是非常重要的一个因素。但是要想从根本上解决这个问题，还是得把过敏体质纠正过来。

前面我们举了那么多的例子是想说明，很多人的体质都有可能是过敏体质，只是有些人出现的过敏是轻度的、是有针对性的，有些人出现的则是普遍的过敏、是重度的过敏，只要有一些风吹草动，他们就会出现过敏。这说明过敏现象普遍存在。身体状态也不是永恒不变的，有时我们能感觉到自己状态很好，可有时我们觉得身体状态很糟糕。在身体状态不好的情况下，外在的过敏原很可能会比较容易刺激到个体，而使其发病。所以从另外一个层面上说，我们需要一直努力把体质调整在一个平衡的状态才是最好的。这样一来，你可能受地域及其他外在过敏原的影响就会小或者无。

在流行病学调查中还发现，农村的过敏体质者要比城市少，这个结论是不太好理解的，因为城市普遍环境比较干净，按照道理来说，人们其实是比较难出现过敏的，而事实却刚好相反。

其实，这就是过敏体质形成的差异性，不同的人在不同的地域对不同的物品的过敏程度都会有差别。而我们有可能只是处在潜伏的状态中而已，随时都会有一个定时炸弹。我们如何去预防过敏呢？那就必须找到导致过敏的根本原因，必须找到导致过敏的内在因素。而过敏体质正是过敏的根本原因。我们需要通过体质调理、改善，增强治未病能力，以降低过敏的发生率，减轻过敏的严重程度。

过敏到底是怎么一回事？这个方剂值得收藏

荨麻疹在古代又被叫作风疹。所以我们的前辈把这类突然发作的疾病很多都归结为了风邪为怪。而风邪之所以能够进入人体，人体的表虚是先决条件，只要让我们的表虚状态得到改善，人体没有那么多的风邪了，其实也就没有问题了。所以，过敏还是与人的体质相关。过敏的人是过敏体质，同时又存在表虚的状态。

在长期与疾病做斗争的过程中，先贤们总结了很多有用的方剂，比如玉屏风散。这是专门防风之剂，此方不仅可以治疗风疾，也可以增强人体的免疫能力，自古以来就为中医所喜爱，几乎到了人人皆用的程度。

《古今名医方论》言："防风遍行周身，称治风之仙药，上清头面七窍，内除骨节疼痹、四肢挛急，为风药中之润剂，治风独取此味，任重功专矣。然卫气者，所以温分肉而充皮肤，肥腠理而司开阖。惟黄芪能补三焦而实卫，为玄府御风之关键，且无汗能发，有汗能止，功同桂枝，故又能治头目风热、大风癞疾、肠风下血、妇人子脏风，是补剂中之风药也。所以防风得黄芪，其功愈大耳。白术健脾胃，温分肉，培土即以宁风也。夫以防风之善祛风，得黄芪以固表，则外有所卫，得白术以固里，则内有所据，风邪去而不复来，此欲散风邪者，当倚如屏，珍如玉也。"

黄芪固表，还可以补充人体之气。黄芪是一个彪悍之药，能够将人体之气带出于表，表虚的患者一用，效果立马显现。对于不少长期生病的患者，特别是肺表虚弱的患者，如果加入这么一味药，整个方就活泛了。防风是专门针对风邪的药物，什么是风邪呢？风邪善行而数变，气候变化大，或者空气流动力强，都是风邪为怪。关键的还有白术一味，这味药是坐镇中央的。当人体的脾胃健运之后，其实很快就出现了转机，脾胃是主运化的，能够将很多非己的东西转化为自己的。我们知道，风属于木，专门克害脾胃，而白术专门补脾，所以这也是一个很好的防风之法。

玉屏风散化裁是防过敏之圣方

后世在前人的基础上，化裁了一个名叫过敏煎的方，主要组成为防风、银柴胡、乌梅、五味子、甘草各 10g。

这个方的效果很好，但是使用的时候也有效果不理想的情况，所以有人在此基础上进行加减，把过敏煎和玉屏风散两个方结合起来，就变得更加好用了，组成如下：

银柴胡 12g，乌梅 12g，防风 12g，五味子 12g，辛夷 12g，牡丹皮 12g，黄芪 15g，白术 12g，炙甘草 6g。

为什么需要将过敏煎和玉屏风散结合在一起呢？其实这就是中医的理论决定的。“东方生风，风生木，木生酸，酸生肝”，肝作为人体最重要的脏腑之一，里面藏的除了气血，还有风气。当自身免疫力低下的时候，或者肝血亏虚的时候，里面的风气就会跑出来为非作歹。所以治疗过敏，有时需要用银柴胡疏肝理气，还要用五味子、乌梅等酸性收敛之药来柔一下肝，同时配合辛夷等宣发发散的药，一散一收结合，这是内治之法。然后配合玉屏风散祛风固表，提高抵抗外邪的能力，自然才能达到好的效果。

一个效果非常好的有关过敏性鼻炎的防治结合方

一年中总是有那么几段时间找我看过敏性鼻炎的患者会变多，因为气候转冷，尤其对冷空气不耐受的“过敏人”又开始不舒服了。有一次门诊来了个 34 岁的过敏性鼻炎女患者。她是我的一位老鼻炎患者介绍过来的，专门从燕郊来北京找我看诊。她跟我说她是做过鼻部手术的，当时一听我就替她觉得惋惜，如果当初她能一开始就找我调理体质也不至于去做那个手术而成为“空鼻症”患者。要知道目前社会上有太多因鼻炎动了鼻部手术而难受不堪的人，有的甚至得了抑郁症、精神病，成了身心不正常的人。这种鼻部手术后遗症对人的影响甚至超过了鼻炎本身。

听了这位患者后面的介绍，更是让我对她深表遗憾。她说她做了手术以后，不但鼻炎症状没有减轻，鼻子反而更加敏感了，一吸冷空气，凉气直接到后脑勺。因为失去了原来作为保护的鼻腔部分，冷空气就长驱直入了，后脑勺真的是透凉透凉的，这让她十分痛苦。现在不仅过敏性鼻炎的症状没改善，除打喷嚏，流鼻涕，眼睛、鼻子痒之外，头还特别痛，尤其是前额部。

根据这个患者对冷空气的敏感性，以及其典型的过敏性鼻炎症状，可以判定她就是过敏体质。而且，她跟我说她家孩子也有类似的症状。根据体质的禀赋遗传特征，就更能确定她是有家族过敏体质遗传特征的。很多时候，我也会问患者父母、兄弟姐妹是否也有这个问题，一般都能得到肯定的回复。

找我治疗的过敏性鼻炎的患者实在是太多了，有不少人一直靠西药西替利嗪来控制，但还会一直流清涕，每天需要用一大包纸巾（注意是抽纸）。起初他们向我描述问题时，都觉得这个病是没法根治了。

但是通过调理过敏体质后，往往最后的答案让他们很满意。这是其中一位患者给我发的信息：“俞博士，我是过敏性鼻炎患者，长期服用抗过敏药物。一开始，我对中医不了解。但一点不夸张，喝了您开的中药，我的过敏性鼻炎好久没有发作了。中医不会立刻见效，但只是短短的一个月，真的再也没有因遇冷空气而打喷嚏了。所以，我相信您！相信中医！”可见他是有多么的激动。

另外一位小伙子是内蒙古的，据说他们那边对蒿过敏的人特别多。按他的说法，什么西药、中药全都用遍了，就是没法控制过敏性鼻炎。结果我给他调理完后，他真的几年都没再发作过过敏性鼻炎了。这就是因为我注重的是患过敏性鼻炎这个人，把其体质调理好了自然就不发病了。但是同时也要说明的是，如果后面没再注意，体质又变差了，那也是有可能再发病的。

从“新三辨模式”组过敏性鼻炎防治结合方

第一步，人的层面。过敏性鼻炎的根源在于过敏体质，故而对于该病的治疗切不可忽视对于过敏体质的调治。于是在组方上，首先要有调理过敏体质的药，方中乌梅、蝉蜕、灵芝即针对过敏体质而设。现代研究证实，以上药物具有抗过敏作用，可有效抑制变态反应，从而改善过敏体质。

第二步，辨证。过敏性鼻炎主要表现为频繁打喷嚏，流清涕，鼻塞，嗅觉减退，眼睛、鼻子痒，有时候伴有头痛。用药上就要加入治疗相关证候的药物。风寒证多见打喷嚏、流清涕、鼻塞等症状，所以用辛夷、苍耳子、防风散邪通窍。同时需要注意的是，虽然这个人的表象是风寒证，但就过敏性鼻炎来说，内在会有潜热，可以从舌苔脉象上加以判断，如果舌苔黄，就要同时加上黄芩、鱼腥草等清泄伏热，还可以加百合滋阴润燥，这样清润并用，既可改善鼻干、鼻痒之症状，又能防止伏热伤阴。另外，头痛严重者还可以加白芷、川芎等药。

第三步，辨病因。从外感六淫来说，如果患者对冷空气敏感，病因则是风、寒，而且过敏性鼻炎关于痒的一系列症状与风邪的关系很密切。针对本病“异气”，尤其是外寒之病因易致腠理闭塞、热极怫郁的病机特点，故配伍发散风寒药物可透散外邪、宣通鼻窍，这与辨证是有直接关系的，但同时我们还要考虑其他的病因。过敏性鼻炎的内因往往还有肺气虚，故对外界的各种过敏原很敏感，“两虚相得，乃客其形”，这个时候就要加上玉屏风散以增强肺气来抵抗外邪。另外，还有对花粉、尘螨等敏感的，由于依然与鼻窍、肺相关，故仍从内因肺气虚入手。

这样通过辨体－辨证－辨因，便对过敏性鼻炎有了一个整体思路清晰的诊治流程。诸药相合，共奏脱敏清热、辛散外邪、宣肺通窍之功。

为什么会阴虚，阴虚会怎么样

在九种体质之中，有一种阴虚体质类型，这种阴虚体质刚好与阳虚体质相反。阴虚的患者并不意味着会有过剩的阳气，而是因为阴津的不足导致阳气呈现出相对旺盛的状态，其实同样也是虚的。阴虚与阳虚一样，都属于虚，只是一个虚在阴津，一个虚在阳气，就会表现为怕热与怕冷的不一样，也会表现在疾病的发病中。

对阴虚和阳虚的分辨是中医里比较重要的内容。尤其是肾虚的时候，如果是肾阴虚，用成了壮阳的药，那恐怕机体就不会舒服了，犹如火上浇油。现代社会，由于很多人熬夜、抽烟、喝酒，以及吃得比较“火辣”，导致阴虚的人越来越多。

阴虚就像是河塘缺水

一个人要是阴虚，就像是河塘缺了水，如果这个时候再加上暴晒，整个河塘就要干裂了。曾经有个患者来找我调理，其实也没查出他的身体有什么毛病，但是他两颧潮红，舌苔有裂纹，每天又干又热，一天能喝 5000mL 水。后来经过了解，知道了他有在高温环境下作业 15 年的经历。正是由于这种高温环境，煎熬了他体内的津液，从而导致他也成了干涸的“土壤”。

熬夜是导致阴虚的“杀手”

熬夜这个事情，很多人都知道它不好，却很难戒掉，上了瘾成了习惯，很难改变。晚上是养阴精的最好时间，“天人相应”，这个时候大自然的环境是阴盛阳虚的，可以借着外界的阴气补充人体的阴精。可是现在很多人晚上该睡觉时，还在工作、玩游戏，时间久了，就会发现皮肤变差，又干又长皱纹，头发脱发，白发严重。这就是人体阴精不断损耗的反应，严重的会影响肾阴，从而形成阴虚体质。

有研究者对 1728 例阴虚体质者的睡眠情况进行调查分析，结果显示睡眠时间和入睡时刻是阴虚体质的影响因素。睡眠时间过短（$<$ 7.0 小时 / 天）或过长（$\geq$ 9.0 小时 / 天），以及入睡时刻晚于 24 点是阴虚体质的危险因素。

睡眠不足会大大加快你的衰老速度，还会使你整个人看起来精神萎靡。之前有位国外的科学家做了一个研究，发现每晚睡眠时长每少 1 小时（7、6、

5 小时），衰老程度就会随之逐渐增加。

纵欲会让你阴虚严重

《素问·上古天真论》曰：“醉以入房，以欲竭其精，以耗散其真，不知持满，不时御神，务快其心……故半百而衰也。”其中明确说了，酒醉后入房是很耗损精气的，最后就容易早衰了。“房劳则火起于肾”，房劳容易导致肾阴不足而产生火。现代人饮酒应酬是常事，放纵自己的欲望来获得快乐，殊不知这种“快乐”的结果是“不快”，失去了健康还能有快乐吗？由于“恣情纵欲”，则致相火妄动，火炽阴消，从而形成阴虚火旺的体质。

纵欲还有另外的情况，就是过度耗损心神。情志过度，思虑过多，也是在暗耗阴津，久而久之也就成了阴虚体质。为什么老子崇尚“清静无为”，其实这不是一种消极思想，而是教导世人不要过度追求名利，应恬淡寡欲，从而保静守阴。

阴虚失眠，重在调神

阴虚体质的人，经常会因为阴虚不能涵养阳气，表现为阳气相对过剩。每当夜晚来临，只需要一点干扰因素，就会有阳不入阴的现象，这个时候就表现为明显的失眠了。而对于阳虚的患者来说，因为平时是阴稍微偏盛，阳气很多时候都摆脱不了阴气的束缚，所以这个时候经常表现出来的就是阳不出阴，也就是睡不醒的特点。

有些人很难失眠，甚至几乎不失眠，但是有些人则隔三岔五就会失眠，入睡困难。从表面上看是因为两者的生活习惯不一样导致的，或者是性格特点导致的，而实际上就是体质因素导致的，如阴虚体质的人往往容易失眠。

其实睡眠就是我们前面讲的神的层次，这个层次归于辨因论治，是最重要的一个环节。在《黄帝内经》之中，有一篇文章是专门讲调神的，这篇文章主要讲的就是天地间的生长收藏之气，这个气在人体的气机调节过程中有非常重要的作用，所以就有了“早睡早起”“早睡晚起”“晚睡早起”等的差别，这也是古人非常重视睡眠的原因。

所以在临床上，针对失眠的诊治，一般都是先调节神，也就是先进行辨因论治，先调节人体阴阳之间的变换。只有将这个神调节好了，才能进入下一个阶段，即治疗人体气的层面的问题，然后才是治疗体质方面的问题。

阴虚体质者秋天不舒服，农村常见的芦根帮你解决问题

秋天最为明显的特点就是干燥。中医认为，秋季的主气就是“燥”，也就是民间常说的“秋燥”。燥气的特点也是非常鲜明的，就好似风干，燥气最能耗伤人体的津液。而我们知道，阴虚体质形成的主要原因就是阴津不足，再加上燥邪侵扰，所以秋季是这类体质的人最容易感到不适的时候。

在秋季，阴虚体质的人更要早睡

秋季来临，气候会慢慢变得更加干燥，人体相应地也是不断在收敛，此时我们最应该做的就是调神，“秋三月，此谓容平，天气以急，地气以明，早卧早起，与鸡俱兴”。在《素问·四气调神大论》中，要求人有的时候早睡，有的时候晚睡，有的时候早起，有的时候晚起，这四者之间很好地搭配一下，就可以调节人体的神。

那么，秋季来临之后，随着气候变干燥，天黑得也会比较早，此时我们顺应天地之道，需要做的就是早点睡。但是为什么还要早起呢？早起，其实有一个很好的作用，那就是唤醒肺主气的功能，因为寅时刚好对应的是肺经的流注时间。早起是为了很好地利用肺的收敛作用，从而顺应天地间的养收之道。

一般阴虚体质的人普遍都喜欢熬夜，或者睡的时间很少，比如 1 天睡 6 个小时。睡眠的时间太少，对身体的阴很不利。所以，《黄帝内经》建议我们要早睡。早睡就是让阳气早点回归到阴之中，这个过程需要比较长的时间，如果不早睡，阳气很难入于阴，也就很难睡着了。而很多阴虚体质的人本身肺阴就虚，到了秋季实际上也是早睡不了的，进而使肺的功能更差了，肺阴

也更虚了，整体阴虚也就更重了。

秋季喝点什么能养阴

很多人一看到阴虚，可能第一秒想到的就是吃六味地黄丸以滋阴。实际上，这个药的临床效果并不是很好。因为滋阴之前必须要开辟一条道路，让阳气能够进入阴，这个过程其实需要用到一些可以开胃的药物，要不然是很难使阴进入体内的。

在临床上，我们一般会用一些如芦根之类的药物滋阴，或者是冰糖之类的食物滋阴，因为这些药物（或食物）除了有滋阴的作用，还可以入脾胃，脾胃之源一开，就能很好地补充阴气的不足了。而芦根也是我们治疗温病时经常使用的药物。芦根味甘，性寒，具有主消渴客热、止小便之特点，而这种退热主要还是针对温热之邪。

相传，古代有一个穷人家中的孩子发热，久久不能退热，穷人去药店抓药，医生给的建议是只能用犀角，但是犀角是非常贵重之物，穷人买不起，最后只能失望地走出药铺。路上碰见了一个和尚，和尚对穷人说，退热未必要用犀角，可以到河边找芦根，然后拿回家熬点水，喝下去就好了。穷人按照指示做，最后孩子得救了。自此之后，整个村子里的人都知道芦根可以退热了。芦根有生津滋阴退热的作用，尤其对于像阴虚体质这种经常又干又内热的人来说是非常合适的。

《医方集解》言："此足太阴、阳明药也。芦根甘寒，降伏火，利小水；竹茹甘寒，除胃热，清燥金；生姜辛温，祛寒饮，散逆气；三者皆能和胃，胃和则呕止；加粳米者，亦借以调中州也。"用芦根、竹茹、生姜、粳米一起煮粥，既能健脾胃，又可以生津清热祛火。

所以，针对阴虚的患者，我们可以用这些药煮粥，或者直接将其制成饮料，时时喝一点，对于秋季干燥的患者，或者消渴的患者来说，是一个不错的选择。

阴虚体质易衰老？阿胶滋阴真的很有必要吗

我读博士期间研究的主要方向就是阴虚体质，任教以后也是沿着阴虚体质研究阴虚与睡眠、阴虚与衰老等相关的课题，所以在临床上，特别是在女性美容中，非常注意用滋阴来防止衰老。由于我对滋阴的一些治法比较关注，故发现老百姓常用的一些滋阴的方法多存在一定弊端。

阴虚与肿瘤、衰老相关

阴虚、发热、炎症、衰老、癌变，它们之间其实是有一些关系存在的，所以不少癌症患者表面上是阳虚，实际上是阴阳皆虚。而临床上看到的子宫肌瘤、卵巢囊肿及癌症等病患者，实际上大部分都是肾阴虚。阴虚体质与衰老、癌变都是有很强的相关性的。

虽然阳气虚衰是导致人体生病的一个重要原因，但是阴虚才是实质性的问题。按照中医的思路来说，“阳化气，阴成形”，成形的都是阴，所以像肿瘤、囊肿等看得见的东西的出现，实际上是阴虚导致的。比如，肾囊肿的患者虽然有阳虚的表现，但是手足心烦热的现象也常常存在，这就是阴虚五心烦热的表现。

阴虚体质为什么会导致衰老呢？我们大家都有这样一个经历，就是当哪天我们睡得好的时候，起来之后在镜子前看了一下自己，会发现自己精神焕发；但是，如果哪天失眠了，就会发现第二天除了要涂抹更多的化妆品外，别无他法。阴虚体质是那种经常容易失眠的体质，所以在养生的过程中，稍微不注意，就会出现失眠，失眠的次数多了，就会表现为精气神不足，看起来 30 岁的脸真实年龄可能只有 18 岁。

阴虚体质者容易衰老，是因为体质的存在是精气神的基础，一个人的精气神不好了，看起来就会比实际的年纪大很多，这就是所谓的衰老。我们看到的很多国医大师都 80 多岁了，说起话来还是中气很足，就像 50 多岁的人一样，实际上就是因为他们平时注重养生，体质好，精气神非常的足。

用阿胶滋阴好吗

《本草思辨录》中说：“阿胶为补血圣药，不论何经，悉其所任。味厚为阴，阿胶之味最厚，用必以补，不宜补者勿用。白头翁汤加阿胶，则曰下利虚极。内补当归汤，则曰去血过多加阿胶。”

阿胶是可以补肝血、补肾精的好药，所以我们一般用阿胶对失血过多的妇女进行补益，进补之后身体就会得到很好的恢复。我们知道，阴虚之所以虚，就是因为精血不足，所以阿胶刚好是对证的。

滋阴是非常受欢迎的，现在很多中老年人都开始吃滋补品，其中最受欢迎的还是阿胶，所以我们可以看到近十年来，阿胶的价格“噌噌”地往上涨。

阿胶是一味非常好的滋补品。其对于不少人来说确实是非常好的补品，但是也有一些人并不是很适合服用。虽然是阴虚，但是不适合吃阿胶，这是为什么呢？

其一是在阿胶的制作过程中，有些阿胶的制作工艺不成熟，或者说驴皮质量不是太好，会导致人们吃进这些阿胶后，机体很容易上火，本来是滋阴的，但是一进补就上火了，反而会导致失眠，会出现身体不舒服的现象。

其二是在人体脾胃虚弱之时，有的时候同时具备了阴虚的特征，此时如果着急忙慌地吃阿胶，也会上火，再好的阿胶也都成了一种浪费。所以，阴虚体质的人可以吃阿胶，但是一定要在人体的经脉都比较通畅的条件下才可以服用，不然的话只是追风，对自己的身体并不能产生多好的效果，甚至会适得其反。

阴虚体质吃阿胶上火怎么办

一般每个月妇女都会失血，所以阴虚的可能性很大。阿胶对于妇女来说，就是一个宝物。

如果一边有阴虚的体质，一边又会上火，那该怎么滋阴呢？根据临床上碰见的一些问题，我们发现可以在喝阿胶时加入一些芦根水，比如先煮芦根水，沸腾之后加入阿胶烊化；或者使用一些理气的药物，如陈皮之类泡水搭配着一起喝。这样的话，既可以补脾胃、通经脉，又可以滋阴，降低上火的可能性。

为什么阳虚体质的人那么多

阳虚是非常普遍的一种证型，在九种体质之偏颇体质中也是占比最高的一个。我们团队最新的研究，即对 15 岁及以上年龄的 10 多万例中国人群中医体质数据进行收集分析，结果显示平和质人数最多（31304 例），所占比例最高（28.98%），排名前三的偏颇质依次为阳虚质 17726 例（16.41%），气虚质 14233 例（13.18%），湿热质 11049 例（10.23%）。

阳虚体质的类型

现代社会中为什么阳虚体质者那么多？要回答这个问题，需要从多个角度来分析，这样才能对我们的养生有更多的帮助。首先，阳虚体质主要就是阳气不足，失于温煦，以形寒肢冷等虚寒现象为主要特征的体质状态。

一般来说，阳虚体质的人会表现为心阳虚、脾阳虚、肾阳虚三类，肝阳和肺阳一般较少被提及，所以我们需要从心阳的消耗、脾阳的消耗、肾阳的消耗入手，才能分析出导致阳虚的问题。

什么导致了心阳虚

导致心阳虚的因素非常多，比如有一些人对生活失去了奋斗的目标，此时的心气自然就低下了，在心气低下的时候，心阳自然就会虚耗；而不少人因为脑力劳动，始终需要保持操劳，这也会消耗心阳。以上皆是心阳虚的根本原因。

最关键的还是当下很多抗生素的使用，因为很多抗生素是通过血管直接注射的，我们知道心主血，通于脉，在脉管之中注射那么多低于人体体温的液体，自然也要消耗人体的心阳。所以，很多人在被注射液体之后，很久都缓不过来，精神状态一直不好。

什么导致了脾阳虚

脾阳虚的形成，主要与饮食有关，因为我们吃进去的东西都要经过脾胃的运化才能最终进入人体，所以吃得太好、吃得太凉，以及服用利尿药、抗生素等凉药，都会导致脾阳受到伤害。特别是现在的很多肉类，都是看得见的阴寒之物，大量摄入这些食物，就会导致人体的阳气比较虚，久而久之便形成了阳虚体质。

什么导致了肾阳虚

肾阳虚的出现，一般与纵欲有关，或者与过度熬夜相关。过度的性生活，其实对人体的肾阳是有很大的杀伤力的，会造成很严重的肾阳消耗。

在众多因素的影响下，特别是长期处于以上这些不良生活习惯下，很多人就形成了阳虚体质。阳虚体质虽然只是一种体质，但是普遍看来，该类型体质者很容易得一些难以治愈的疾病。下面给大家介绍一下，阳虚体质者一般会得什么疾病。

阳虚体质的那群人常患什么疾病，又该如何调养

在《金匮要略》中，张仲景列举了很多与体质有关的患者，并将他们分别叫作什么“家”，我们将其全部找出来，发现与阳虚相关的非常多，现列举如下：中寒家、饮家、支饮家、咳家。另外，男子、男子平人、尊荣人、盛人、妇人几类也与阳虚体质有关。

从上面的所有与阳虚体质有关的患者来看，发现其占了《金匮要略》中相当大的一部分，所以也可表明阳虚体质是非常常见的。我们下面进行分析，为什么这些所谓的“家”，都与阳虚体质有关。

中寒家

其实中医里的“中”普遍都有突然的含义，所以中寒家是指突然感受寒

邪而生病者。一般这种人就是我们熟悉的肠易激综合征患者。一经风吹，或者一吃寒凉的食物，或者一吹空调，马上就会有腹泻、腹痛的反应，这就是古代所谓的中寒家。

对于这种人，我们不但要调理脾胃，还要扶阳，才能够彻底将其治好，他们也是常见的阳虚体质者。另外，凡是经常腹泻的患者，十有八九都是寒气重，他们基本上也会表现出阳虚体质。

饮家

饮家也是很典型的阳虚体质者。因为水饮是阴寒之邪，所以中于人体之后，就会出现身体寒冷的现象。有的饮家其实还会出现背部有一块地方怕冷，且比较寒凉的反应。一般这种人的口水或者痰涎非常多，经常会有吐口水或者吐痰的表现。所以，凡是遇见这类人，我们都可以适当地考虑其是不是阳虚体质。

“先渴后呕，为水停心下，此属饮家”，这类人一般胃部有水饮，所以口渴却不可以喝水，只要一喝水就会呕吐，与五苓散主治之水逆有点类似。实际上，是因为其胃部比较寒冷，所以治疗的时候不但要除湿，还要健脾胃。

后面的支饮家、咳家都有类似的情况。我们在治疗咳嗽的时候，其实就是在治疗痰饮，所以有“水停心下”之说。治疗到了最后，我们看到患者口渴了、想喝水了，就是治疗的成功点。

男子、男子平人

这两个词并没有太大的含义，但是从《金匮要略》用药来看，这两类人其实也是阳虚。所以我们从另外一个角度也能说明，阳虚体质是非常普遍的。根据原文理解，其实平常人也是阳虚体质，我们在治疗的时候也要多多考虑使用一些扶阳的药物。

有专家指出，孔子在饮食的时候，特别重视吃一些扶阳的食物，比如一年四季都不会“撤姜食”。这也从另外一个角度提示我们，阳虚体质是最常见的，我们不应该忽视这点。

尊荣人、盛人、妇人

这三类人普遍也是阳虚体质，特别是肥胖之人。肥胖的人普遍都是因为代谢太慢了，所以摄入的东西会停留在体内。那么我们在治疗肥胖患者时，就需要重点考虑扶阳之法。减肥其实就是除湿，同时还要扶阳。这样提升身体阳气的活力，自然就会降低人的体脂率，自然也就可以恢复苗条身材了。

而在妇人之中，阳虚的患者也是最多的。比如很多人因为宫寒而不孕，很多人因为阳虚而性冷淡。另外，有一半以上月经不调的患者就是因为阳虚。

阳虚体质的人太常见了，有的时候还会和痰湿体质或气郁体质夹杂在一起。所以，这也能够从另外一个侧面反映为什么现在扶阳学派那么火，毕竟群众基础是多么的扎实。

一般来说，阳虚体质者可以考虑的药方有肾气丸、右归丸、安肾丸、人参鹿茸丸、补肾强身片等。

饮食上，阳虚体质者需要多食生姜、虾、羊肉、带鱼、鳝鱼、泥鳅、香椿、韭菜、胡萝卜、芫荽、洋葱、蒜等；水果方面，可以考虑荔枝、苹果、橙子、山楂、石榴、榴梿、番石榴等。当然对于大多数人来说，水果本身就是生的，吃进去还需要消耗脾阳，所以也不是太合适阳虚体质者吃，我们在临床上一般都建议患者不要吃寒性的水果。茶饮方面，我给大家推荐两款保健茶。①菟丝子茶：菟丝子15g，研碎包入纱布袋中，开水冲服，代茶饮。②红枣姜丝茶：红枣10枚，姜丝6g，蜂蜜适量。红枣、姜丝同煮，调入蜂蜜，趁热饮用。

手术后适合吃水果吗

现在医疗技术发达，人一生病，基本上就可以找到病灶。西医一般会建议患者做手术，因为他们觉得做手术可以彻底解决问题。比如不少人一感冒就会并发扁桃体炎，这个时候就可以用切除扁桃体的方法将其根治。

不少人都有手术后在医院住院的经历。西医学对于水果的认识是不分寒热温凉的，导致大多数人认为手术之后吃点水果貌似也没有什么不可以，所以很多患者做完手术之后就会收到亲朋好友赠送的水果篮子和鲜花。

水果肯定是用来给患者解馋的，鲜花则是用来改善患者心情的，但很少有人会关注这两个物品给患者带来的究竟是好是坏。现在，我们就从阳虚体质的角度来分析大多数患者手术之后的体质变化。

术后患者普遍会偏向阳虚体质

我们知道，刚做完手术的患者都会表现为气虚体质，又很容易出现阳虚体质，这是为什么呢？因为手术需要打破人体的防御体系，进入腠理层，甚至肌肉层，所以卫气循行的腠理会开泄，这个时候阳气卫外而为固的效果就没有了。

平常的一次出汗、一次吹风，就可以将人体的卫气、人体的阳气泄出去，何况是一次开膛破肚的手术呢。这种情况导致的损害更大，所以手术之后的人基本上都会表现为阳虚体质。

受伤后必须补气

我们小时候也许都有过不小心磕伤的经历，一般在身体状况好的情况下，三四天就恢复了，但是如果此时身体状况不好，恢复起来就会相对较慢。而这个时候身体状况的好坏其实主要还是看脾胃好不好。

在脾胃好的时候，我们恢复的速度就会很快；在脾胃不好的时候，我们恢复的速度就会很慢。所以，我们看中医外科书籍时，会发现前辈治疗此情况都会用到八珍汤或含有黄芪的方剂，其实这就是在恢复人体的脾胃之气，这样才会使人体产生更多的阳气，产生更多的卫气。

为什么术后不能吃水果

水果普遍都是阴寒性的。虽然有些水果是热性的，但是这个热性是放在当时的气候条件下的。比如夏季，我们吃水果是没有问题的，不存在阳气消耗太过的情况。但是如果放到其他很多时候，吃水果一般都是消耗阳气的方式。

对于脾胃本身就不是太好的患者来说，吃生冷的水果其实就是等于在扼杀脾胃的运化功能，从而延缓了人体肌肉等组织的恢复。所以，对于不少住院的患者，或者术后患者来说，最好的方法是吃一些容易消化的有营养的食物，而不是吃一些虽然有营养，但是阴寒不好消化的水果。如果实在想吃，可以将水果煮热处理后再吃。

痰湿体质无美女

“又长胖了，哎……”这是很多美女朋友的口头禅。到底是什么原因导致很多人容易长胖呢？主要就是因为体内痰湿重，所以大多数情况下减肥其实就是要调理其痰湿体质。体质一变，吃啥都不胖，血脂也不会高，皮肤也会变更好。

下面我们来看一个女性患者的减肥经历。患者张某，女，30岁，身高155cm，体重79kg，找我看诊只有一个目的——减脂。患者自述：“我没有特别的症状，就是最近的体检结果显示血脂高，所以我主要就想减肥。”

当时我给她开了1周的汤剂，外加1款“私人订制”的减脂调体丸。1周后，她向我反馈，7剂药喝完再测血脂就已经显示正常了，而且状态也比吃药前精神了，没有那么困倦了。这就是调理体质减脂的效果，不仅使她的血脂下降了，身体状态也变好了。

根据患者这些情况，你判断导致她肥胖的原因是什么？是阴虚，还是火旺？根据个人治疗肥胖的经验，我认为她是典型的痰湿兼有湿热的患者，所以只要瞄准了这个目标，开方治疗，疗效都会不错。我开具的处方如下：

法半夏9g，生黄芩10g，干姜10g，生党参10g，黄连9g，大枣10g，炙甘草6g，白花蛇舌草20g，马齿苋30g，夏枯草15g，每日1剂，共7剂。

这个方是由著名的经方半夏泻心汤化裁而成。我治疗疾病的过程，都是基于辨证论治，都是基于体质辨识。减肥的方法有很多，辨证施治是第一条。本文提倡的治疗方法，皆需要在医生的指导下辨证使用。

吃药的过程是比较痛苦的，因为此方里有味道极苦的黄连，但是正是由于这味药，该方的疗效才非常显著。看患者自己的反馈，可见苦在口中，甜在心里。她说："俞医生，一周的汤药喝完了，我又来测了血脂，显示正常……现在状态比吃药前好了，没有那么疲倦了，给您点个赞！"具体聊天记录见图 2。

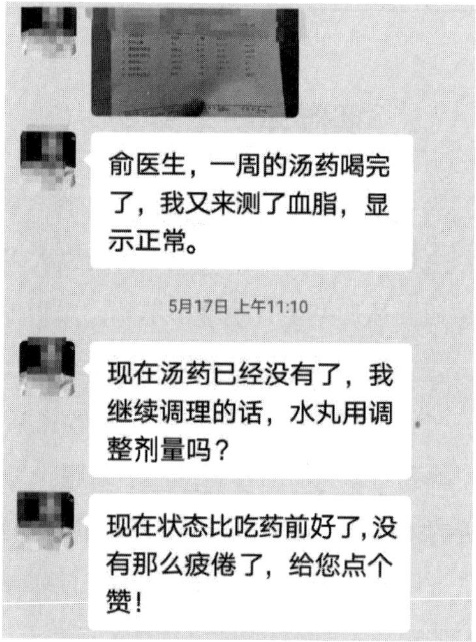

图2　患者反馈

通过本案，其实完全可以看出，中医治疗疾病并不是"慢郎中"。

高脂血症是现代人的高发疾病，其可以导致肥胖，也可以导致脂肪肝，还可以导致很多其他问题。但是西医学并没有很好的方法可以彻底治疗该病，患者往往要终身吃药，这让身为中医的我感到很无奈，为什么有那么好的中医、中药，人们就是不用呢。虽然 7 天治愈是个案，但是也有很大的价值，说明只要一个人元气旺盛，治疗这类疾病，相对来说还是很快的。

不管怎么说，也不要等胖到指标失常才来诊治，平时一定要控制好自己的体重，控制好自己的血脂。实际上，湿气重再兼痰兼瘀就会导致皮肤黝黑，就会导致肥胖。所以，调一调湿气能够让人生更完美。当然，一个人外貌美丽固然可爱，但是内心健康更加重要。曾国藩说，唯有读书可以变化气质；我要说，变化气质有两条，第一是多读书，第二是调体质、除湿气。

痰湿体质不可怕，可怕的是它的并发症

我们对“中年发福”这样的词并不生疏，可见很多中年人都在变胖。曾经的苗条身材竟然也会变得如此丰满！这与先天遗传因素，后天的饮食、生活方式是分不开的。而正如之前所说，痰湿体质是与肥胖最为密切相关的体质因素。有研究表明，仅通过判定一个人是不是痰湿体质，就能大概率判断他是不是肥胖者或者将来是不是容易发胖。虽然也有少量痰湿体质的人并不发胖，但一旦发生肥胖就是很危险的信号了。

男性肥胖和女性肥胖除了有高血压、糖尿病、血脂异常等共同危害以外，还存在性别相关的差异性。

男性的肥胖

相比女性肥胖者，男性肥胖者更容易发生脑出血和冠心病。据统计，女性肥胖者脑出血的发生率是非肥胖者的 1.7 倍，而男性则是 3.6 倍。另外，男性肥胖者患前列腺癌是非肥胖者的 2 倍多。

另外，还有一点非常重要，即肥胖严重影响性功能。重度肥胖者的游离睾酮水平比正常人的低，雌激素水平又比正常人的高，导致的结果就是他们的性兴奋过程受抑制，少数人还会出现阳痿，甚至出现乳房发育等女性化的特征。另外，肥胖的人往往易患不育，因为肥胖会导致精子质量差，精子被排出体外后便会死亡。

所以，肥胖对男性的影响非常大。其实肥胖不仅影响性功能，还会影响身体的诸多器官，导致器官功能失常，甚至可能引起其他并发症。大家平时一定要提高警惕，要把减肥大事排到日程上。我提倡用中医体质调理的方法减肥，这样在帮助您减肥的同时，还能调理您的身体功能。

围绝经期女性的肥胖

据世界有关组织统计，到2030年，世界上50岁及以上的女性会增至12亿。绝经女性占总人口的比例逐年增加，中国是增加最显著的地区之一。由于人类寿命的延长和对提高生命质量的迫切需求，围绝经期妇女健康问题已受到世界性重视。

肥胖是80%围绝经期女性的一个明显症状。女性进入围绝经期后，由于“天癸绝”，卵巢功能衰退，体内性激素紊乱，脂肪代谢障碍而迅速出现体重增加、形体肥胖。从本质上说，这类女士已经变成了痰湿体质。而肥胖又与高血压、冠心病、糖尿病，甚至某些癌症有直接的关系，所以想要预防这些疾病就得提前有调理好体质的思想。

如果在围绝经期甚至更早，就以中医药的方式介入管理，会更大程度地避免腹型肥胖及内脏脂肪的增加，同时也会减少因肥胖而带来的一系列情绪及相关疾病的问题，还可能会延迟绝经2～3年，让您留住青春、留住美丽。前提是您要能平衡好体质，维持在平和质。

更要注意儿童肥胖的问题

2022年，中国疾病预防控制中心营养学专家赵文华在一场发布会上介绍，我国6～17岁的儿童青少年超重肥胖率近20%，6岁以下的儿童超重肥胖率超过10%，6岁以下儿童超重肥胖的问题，农村超过了城市。我身边就有不少七八岁严重超重孩子的家长愁着想给孩子减肥。我们没法想象一个七八岁孩子的体重已经高达70多公斤，甚至已经出现了脂肪肝、尿酸高等问题。

生活中，我们经常看到比较胖的小孩。很多家长认为，孩子肥胖是可爱的表现，并不认为那是一种病。其实，这种想法是错误的。儿童肥胖会导致全身各系统的并发症。肥胖是高脂血症、心血管疾病、糖尿病、癌症的高危因素，严重影响儿童健康，发展到成人阶段会导致不可逆的器质性病变。而且，肥胖儿童易患呼吸道疾病、消化系统疾病，还会出现免疫功能低下、性早熟、智商发育缓慢等现象。久而久之，孩子可能会抑郁、自卑，性格变得内向，社会适应能力降低，严重影响儿童心理健康。

儿童处于生长发育的特殊阶段，而且他们的自控力差，还容易产生消极和抵触情绪，故以生活方式进行干预的长期效果不佳，西医又缺乏对儿童肥胖症安全有效的治疗方式。临床表明，中医药治疗该病效果显著，且多无刺激性、无不良反应，关键是还能治本。中医能为每个孩子进行体质调理，打造一套专属方案，改善体质“土壤”，轻松减掉肥肉。

什么体质容易感染瘟疫

大家对瘟疫的认识大多是不论男女老幼，都可能感染这种疾病，所以它的杀伤力很大。实际上，瘟疫还是有偏好的。从体质的角度来说，不同体质的人感染瘟疫的概率是不一样的。

瘟疫是什么

瘟疫，古时候又被叫作“温疫”，属于广义温病的一种。有研究表明，温病感染者的普遍体质是痰湿体质和气虚体质。气虚体质的人，肺气不足，卫外能力弱，“两虚相得，乃客其形”，所以气虚体质者易感外邪。痰湿体质的人也容易感染“瘟疫邪气”。那么是不是只要改变这两种体质就可以降低感染瘟疫的风险了呢？“正气存内，邪不可干”，这就是很多人感染瘟疫，有的能无症状自愈，有的却发展成了重症的原因。

化痰、祛湿、补气是预防瘟疫的主要方向

从逻辑上说，当我们改变了气虚体质、痰湿体质后，没有了体质因素的基础，其实很多人就很难感染瘟疫了。而且，痰湿体质中兼有气虚的人非常多，尤其是脾气虚生痰湿，所以我们可以看到，在预防瘟疫的方剂中都有补气的药物，玉屏风散就用得特别多，同时也有健脾祛湿除痰的药物，如陈皮、薏苡仁、藿香。这也可以从不同的侧面论证中医对瘟疫的认知和实践的统一性。

事实上，我们在治疗疾病的时候，时刻都在考虑体质因素的影响，每次治病都用辨证的方法，同时考虑体质因素。因为在考虑体质因素后，治疗的时候就可以兼顾长期效果和短期效果了。学了体质学之后，因为方剂比较简单，有些医生能够把很多方药灵活使用，所以使治病变得非常的简单高效。

通过“老三辨模式”辨体－辨病－辨证及“新三辨模式”辨体－辨证－辨因，使中医临床变得简单易上手，而且效果还非常好，因为我们是从体质的本源来治病求本的。改变了体质“土壤”，让疾病没有了适宜生存的环境，身体自然就康复了。当然，体质的调理与维护是长期的，这就与汽车也要经常保养是一个道理。

气郁体质是怎么形成的，为什么会有人患抑郁症

在九种体质中，气郁体质是比较特殊的一种。因为，这种体质其实与我们熟悉的体质的关系并不是很密切，其主要与情志这种“气”有关。这种体质也会出现在很多人身上，只要稍微有一点情志的不适，都会有气郁的可能，特别是女性朋友很容易受到情绪的影响。每个人都有气郁的倾向，但并不是每个人都是气郁体质。

气郁体质是长期情志抑郁导致的

气郁体质就好比抑郁症一样，也是分程度的。当人的情志不畅积累到一定程度的时候，就会有抑郁的倾向，而这种倾向不断加重就会发展为抑郁症。偶尔的情志抑郁可能还不是气郁体质，但是气郁体质者普遍都会患有抑郁症。

在临床上，其实与情志相关的脏腑有很多，不同脏腑阴阳的强弱都会影响到情志。比如，不少气郁体质的人，其实是肝胆的疏泄功能发挥不正常，所以情志不能得到很好的舒展，久而久之就变成了气郁体质。但是，也有的人的抑郁不是因为肝胆，而是因为脾阳虚，就是由于长期的脾胃虚弱，导致了脾阳运化功能失司，长期思虑过多，不能自我开解，最后发展成了气郁体质。还有的人是因为长期纵欲，伤害了肾阳，故而导致抑郁。

七情、六淫皆可导致抑郁症

在临床上，气郁体质分为两种比较常见的类型，一种是阳郁，另外一种与阳虚有关。阳郁患者普遍是气郁，我们只需要疏肝理气就可以了，可以用我们熟知的逍遥丸，如果肝火偏旺就用丹栀逍遥丸，这种体质的形成主要还是因为七情不畅。阳虚类似低动力症状，机体没有阳气的滋养，变得沉静而无活力，这种气郁体质的人有可能是感受了寒邪，也有可能是因为内伤直中，伤阳日久导致的。

很多人认为，气郁体质主要是受情志的影响，而忽略了外感的影响。我们提出的辨因论治，其实就是在寻找“治病求本”中的本。如某人存在比较严重的心理问题，这种心理问题其实就是我们所谓的气郁，久而久之就会形成气郁体质。另外，身边的环境与他人带来的负能量日久也会影响到情志，比如在一段患得患失的亲密关系中，就会让人从一个阳光的状态枯萎成气郁体质。

控制情绪，减少乳房疾病的发生

每个人都有喜、怒、哀、乐、悲、恐、惊等情绪，但并不是每个人都会生病，或者被这些情绪影响，这就是因为有的人可以很好地把控情绪，能够比较智慧地了解人类的脾性。但是，也有一些人做得不好，就会形成很大的问题，比如患乳腺增生、子宫肌瘤等。

文明人才气郁

我们发现，很多读书多的人脾气好。这是因为好的修养导致他们不会有那么多的脾气，越来越能够理解别人，自然就不会有那么多的想不开。人就是这样，一旦想开了，能够理解别人了，就不会在情绪上有那么多的输出了。人之所以有情绪，就是因为在思想上过不去，没办法自己开解，最后只能表现在情绪上。

现在很多人认为自己是文明人，学习了很多控制情绪的办法，但并没有真正去理解，最后出现了这样一种现象，那就是乳腺疾病的发病率还是非常高。虽说“忍一忍，风平浪静”，但是这些“风浪”都给了乳房。所以那么多的乳腺疾病患者，都有气郁这一根本原因。

流行病学调查发现，乳腺常见病如乳腺增生、乳腺癌等，多与气郁体质有关。气郁体质的女性应调养精神、保持心情舒畅，多注重乳腺疾病的防护。

我们参照典籍的记载并结合临床，设计了一个方，用来预防和治疗常见的乳房问题。本方是以四君子汤加减化裁而来，方药组成如下：

人参 10g，白术 10g，茯苓 20g，甘草 10g，夏枯草 10g，海藻 10g，贝母 10g，穿山甲（代）3g，三菱 10g，莪术 10g，青皮 10g，瓜蒌 10g，牡蛎 10g，鹿角胶 10g，柴胡 10g。（在执业中医师的指导下使用）

服用的时候加入米醋，效果更佳。这个方主要的用意就是用四君子汤补气。对于很多女性朋友来说，气血虚是常态，所以用四君子汤补脾胃、补气，也是常法。

但是，在补的时候，我们加入了软坚散结的药物。海藻软坚散结的效果非常好，贝母更是治疗肺部结节及全身结节的上好中药。一般对于有肺部结节的患者，我都会建议其用贝母泡水喝。这种方法可以缓解肺部的不适，也可以辅助消除肺部结节。

夏枯草是用来调节阴阳的，因为夏枯草是比较特殊的一种中药，只要到了夏至时分，其就会自行枯萎，所以得到了夏日之全性。我们用夏枯草的主要作用就是通行十二经脉，交通全身的阴阳气血，这样就自然而然地能够通经散结了。

穿山甲主要也是用来通行十二经脉的。其一般都是用于外科疾病，而乳腺疾病从某种意义上说就是外科疾病。穿山甲还是用来治疗疮口溃烂的非常重要的药物。

鹿角胶的加入，主要就是避免因为肝肾亏虚导致所用之药无效，这也是我们治疗各种外科疾病时常用的药物。正是因为鹿角胶很难被消化，不少人吃了之后脾胃变得滋腻了，所以需要配合四君子汤，然后加入多味理气醒脾之药。

青皮、柴胡才是治疗问题的关键。因为这两味药可以疏肝理气，从根本上改变乳腺所处的情绪环境。

凡是药物，都必须到达特定的场所才能发挥作用，所以使用了瓜蒌。这个药物主要就是可以引导药力到达胸部。除此之外，我们还可以用一些能够引导药力到达胸部的药物，比如川芎、木瓜之类。

所以，乳腺疾病患者一定要想得开，不要把太多的情绪闷在心里，有的时候还是要该生气就生气，生气发泄出来了总比闷在身体里要好，中医有句话叫“火郁发之”。没有太多的必要去忍耐，因为忍住了脾气，却又不会排解，憋在心里更难受。所以，最重要的还是修炼内心，“应无所住，而生其心”，拥有一颗强大的能接纳万物的心，就不容易被外界的事物影响而变得情绪化了。

桥本甲状腺炎是怎么发生的

身边越来越多的人患甲状腺结节合并桥本甲状腺炎，有的人做了手术，但还是没有痊愈，甚至出现了呼吸困难的问题。西医学的检测结果只关注到了他们的甲状腺问题，却不会关注他们其实很多都有长期的情志问题，也就是受到了气郁体质的影响。

我今天就从身边的几个桥本甲状腺炎患者入手，分析可能导致这类疾病的根本原因，同时也提供大家一些预防疾病的建议，希望对大家有帮助。

喝酒对桥本甲状腺炎患者不利

在观察这几个朋友的时候，我发现桥本甲状腺炎患者都会有情绪失控的历史，故造成他们普遍都有肝气郁滞或者肝火旺盛的现象。我们知道喝酒对肝胆有损伤，很多人一直喝酒，导致肝胆一直不好。而肝胆受损，疏泄功能不正常，就会导致气机的郁滞，也就导致了气郁体质的形成。

这是一个恶性循环。我们知道，发挥解酒能力的正是肝脏，但喝酒之后肝胆会受到伤害，肝脏受到伤害后导致情绪的波动，就会更加想喝点酒来刺激一下虚弱的肝胆。这样一直循环下去，就形成了很多问题，而桥本甲状腺炎就是其中一种。

所以，怀疑甲状腺有问题的人，一定要注意肝胆的养生，不要大量喝酒，即使少量喝酒也要注意。

甲状腺问题可能与咽喉炎症的表现类似，也可能转化为恶性肿瘤

我接触的一个朋友，他一开始只感觉嗓子不舒服，到很多大医院反复检查，最后才知道，原来患的是甲状腺疾病。所以，我们需要关注自己的咽喉不适症状究竟是不是咽喉的问题，因为还可能是甲状腺的问题。如果是甲状腺问题，就应该提早预防，提早治疗，没有到十分严重的程度，我还是建议不要做手术。我这位朋友就是在检查发现有一点小问题的时候选择了做手术，但是手术之后三四年又复发了，最后发展到了呼吸困难的程度。

实际上，桥本甲状腺炎并不十分可怕，最可怕的是没有得到很好的控制，慢慢恶化。国外研究显示，桥本甲状腺炎可使甲状腺癌的发病率显著升高。所以，很多人在发现桥本甲状腺炎之后，都会迫不及待地去做手术，或者找中医调理。

中医怎么治疗桥本甲状腺炎

对于这类问题，古代中医其实就有很多治疗方剂，既有内服的，又有外用的。中医治疗桥本甲状腺炎，不仅需要疏肝理气，还需要消肿散结，而且需要考虑是甲状腺功能亢进（以下简称甲亢），还是甲状腺功能减退（以下简称甲减）。中医认为，甲亢属于第一阶段，甲减属于第二阶段。甲亢患者会有吃什么都吃不够的感觉，此时多属于阴虚，而甲减多为阳虚。对于已经生病的人来说，此时的治疗属于“治已病”的阶段，治病的效果会大打折扣。面对不同的时期，我们需要用不同的方法。如果属于甲亢阶段，我们可以使用海藻玉壶汤；如果属于甲减阶段，就很有可能需要用到温补的方法，其中附

子、肉桂也是经常用的药物。

海藻玉壶汤出自《外科正宗》，主要组成如下：

海藻、贝母、陈皮、昆布、青皮、川芎、当归、连翘、半夏、甘草节、独活各一钱（3g），海带五分（1.5g）。（在执业中医师的指导下使用）

通过初步的分析，其实我们能看出这个方剂针对的就是阴虚患者，里面的药物除半夏、独活、川芎、当归外，其余都是偏向于寒凉的，所以这个方剂对于桥本甲状腺炎来说，只适合甲亢的阶段。如果到了甲减的阶段，那就要在这个方的基础上，加入附子、肉桂、干姜等药物，同时还需要将半夏换成枳壳，或者加入一点柴胡。

最后，我们需要正视桥本甲状腺炎这个疾病，它不仅与我们的脾性有关，还与我们的生活习惯有关。所以要想彻底治愈该病，吃中药是一方面，调节好自己的心态更重要。

何为血瘀体质

大家发现没有，在与血有关的体质之中，没有血虚体质，但是有血瘀体质。在与中医辨证看似相关的体质之中，有气虚体质、阳虚体质、阴虚体质，但是唯独没有血虚体质，这也是九种体质与八纲辨证之间存在的一些差别。毕竟八纲辨证是建立在疾病的基础上的，而九种体质是在未病和已病状态下均存在的。这就是体质学说在中医药学术方面具有的创新意义。

正是因为九种体质的理论是有别于八纲辨证的，所以九体医学在中医基础理论之中发挥了非常重要的作用。很多人会有疑问，为什么没有血虚体质，却有血瘀体质呢？实际上，刚开始的时候，体质的分类不止九个，而是有十几个，在进行流调和专家评估的时候，把一些不是很普遍又没有太大的意义的体质省略了，归到了其他几种体质之中。比如，血虚体质的很大一部分都融入阴虚体质或者血瘀体质中，也有一部分归为气虚体质。所以，我们现在看到的体质类型就是九种。

血瘀体质是怎么形成的

中医一直都说“血为气之母，气为血之帅”，血瘀的形成其实是与气密切相关的。血之所以会瘀，根本原因是气不能推动血的运行了。那么，究竟是什么原因导致气不能推动血了呢？有的情况是气虚，有的情况是气郁，有的情况是气滞，所以任何一种情况都有可能导致血瘀。

退到血的层次来说，可能导致血瘀的有血寒、血热，还有湿气等。血瘀体质只有一种，导致血瘀的原因却有很多，除了内伤，还有外部损伤，如跌打损伤等。所以，血瘀体质是一种综合作用的结果，而原因是多方面的。

我们在辨证论治的时候，需要考虑的有体质因素、当下的证型，还要考虑病因。如伤寒感冒引发的高热会导致血瘀体质的形成。很多人感冒高热之后，就会出现记忆力下降、反应迟钝等现象，其实这种就是高热导致的血瘀体质。我们在治疗的时候，要根据患者所处的疾病阶段进行治疗。如果还在外感的阶段，必须先解表；如果表证已经解了，就可以活血化瘀，用抵当汤之类的专门针对这类疾病和体质的方剂。

同理，还有一些血瘀体质是由于外伤导致。当我们发生了外伤之后，如果处理得不好，就会出现血瘀体质。在不同的阶段，会有不同的处理方法。伤势还没好时，则需要补气，需要活血化瘀；伤势好了，则需要补肾与活血化瘀共同作用。

血瘀体质的表现

在中医的概念中，气血是要在人体中运行的。所谓气血运行，昼运行二十五周，夜也运行二十五周，所以一昼夜气血在人体中运行五十周。有的时候可能行得慢一些，有的时候可能行得快一些，如果不符合这个度，就代表出现了健康问题。在有瘀血的人身上，或者血瘀体质的人身上，气血的运行是较慢的，这个时候就会表现出反应比较慢，甚至还会有痴呆的倾向。

有的血瘀体质的人，还会在身体的不同部位长斑，特别是在面部，故而对皮肤形成不好的影响。血瘀体质的患者会面临很多生理问题，那么这个时候我们会怎么处理呢？在中医处理瘀血的过程中，有几个常用的药物，可以作为养生的必备品。

第一个是桃仁。桃仁是大家非常熟悉的药物，其实就是桃子里面的核仁，其活血化瘀的效果非常好。有些种类的桃仁被商家做成了干果，吃起来会比较方便，购买起来也会比较方便。桃仁除了能够活血化瘀，还可以润肠通便。所以，便秘同时又有瘀血的人，都可以考虑使用这个药。但是，吃桃仁有一个弊端，那就是对于阳气比较旺盛的人来说，吃了桃仁之后容易在脸上起痘，所以爱美的人士需要多注意一下。

第二个是三七。三七是非常好的活血化瘀的中药。现在很多人给长辈送礼都会送云南的三七。市场上，有的三七卖得很贵，有的三七卖得比较便宜，关键还是要看品质和有效成分含量。三七不仅可以活血化瘀，还可以降脂，所以老年人如果有痴呆的倾向，可以考虑使用这类药物进行预防，每天喝 2 ～ 3g 三七以起保健作用。

血瘀体质与月经不调，你不知道的女性那点事

女性患病与男性患病不一样，所以自古以来就有将女性疾病另外写书的习惯。而女性与男性间差别之关键，就在于“气血”。男性主气，如果出现了问题，大多数都是从气上发生；女性主血，如果出现了问题，主要还是从血的角度加以治疗，一般多考虑补血。

凡是涉及血的疾病，时间稍微长一点，就会有血瘀的可能。所以，我们在治疗妇科疾病的时候，不管是调经，还是治疗白带等，都需要考虑是否有血瘀的情况。那么，对于血瘀体质的人来说，她们的月经是不是经常不调呢？月经不调的极端情况会发生什么呢？

月经有周期，快了慢了都是病

中医在治疗妇科疾病的时候，主要通过把脉的方式，还有舌诊的方式判断人身体的寒热。同时，也可以通过月经规律判断寒热，比如体寒的人普遍

都会出现月经后期，体热的人普遍都会出现月经先期。

所以，月经周期的改变，其实与人体的寒热是相关的。而寒热的出现，实际上也与血瘀的状态有关。一般来说，月经先期及后期，都会有血瘀的病因存在，所以治疗月经不调时，一定会加入一些活血化瘀的药物。

血瘀最终导致血枯

血就像水一样，如果失去了流动性，那就会枯竭，所以不少人会因为血瘀导致月经后期，最严重的结果就是导致中医所谓的血枯，最后发展为没有月经了。我们知道，没有月经是卵巢功能早衰的症状之一，也就代表提前进入了衰老阶段。

那么我们会用什么方式来改善血瘀导致的血枯，以及最终导致的卵巢功能早衰呢？《竹泉生女科集要》说：“妇人有因瘀血结滞脉隧，历久成血枯证而为劳瘵者。”在这种情况下，我们会考虑使用张仲景设立的大黄䗪虫丸，组成如下：

大黄（一钱），黄芩（二钱），甘草（一钱），桃仁（三钱），䗪虫（二钱），水蛭（三根），虻虫（一钱），蛴螬（二钱），干漆（一钱），杏仁（三钱），地黄（二钱），白芍（二钱）。

蜜丸酒服。竹泉生曰：服之宜在空心食前。唐容川方论曰：（此丸）治干血痨，旧血不去，则新血断不能生。干血痨，人皆知其极虚，而不知其补虚正是助病，非治病也。必去其干血，而后新血得生，乃望回春。干血与寻常瘀血不同，瘀血尚可以气行之，干血与气相隔，故用啮血诸虫以蚀之。

竹泉生和唐容川都对此方非常推崇，我们在临床上也是经常使用这个方剂。临床上，瘀血内停所导致的癥瘕、闭经、子宫内膜异位症、继发性不孕症、肝硬化、慢性活动性肝炎、乳腺增生、脑梗死、鹤膝风等疾病（主要是血瘀体质高发的疾病），都可以用大黄䗪虫丸来治疗，这个方剂好就好在非常的平和，而且还是丸剂。

中医认为，“丸者，缓也”。一般慢性疾病都要用丸药治疗，不管是水丸还是大蜜丸，这种剂型的药物对于改变体质是比较合适的，因为人的体质改变需要一个相对比较长的过程，如果吃汤剂，药效来得太快，人体有的时候会受不了。

对于卵巢功能早衰的患者，除了吃这些活血化瘀的药物，还需要着重在补肾上下功夫。所以，对于肾虚严重导致卵巢功能早衰不能怀孕的患者，或者月经早绝的患者来说，还需要吃一些鹿茸、鹿角胶、鹿角霜之类的药物，甚至可以用左归丸、右归丸这类大补之方。

血瘀体质还会导致各种其他问题

血瘀体质最明显的表现，就是血枯、绝经，但是并不是说女性血瘀体质者只会患这些疾病，她们还会出现痛经、头痛、皮肤黄斑等，这些都是与血瘀体质密切相关的。而男性相对来说由于血瘀体质导致的问题就会相对少一些。

血瘀体质者为什么会肝郁？从血府逐瘀汤说起

其实，九种体质之间都是有关系的，并不是一成不变的，有的时候气虚体质会导致阳虚体质，有的时候阴虚体质会变成阳虚体质，甚至有的时候两种体质会同时存在。所以，在九种体质学说中有一个理论，即“体质动态平衡论”。只要用对了药物，只要用对了方法，通过调理，现有的偏颇体质都可以转换成平和质。同样，不注意建立健康的生活方式，平和质也会变成各种不平衡的病理性体质。

临床上，为什么经常看见一些血瘀体质的人也会兼有气郁体质呢？我们今天就通过血府逐瘀汤来解释一下为什么会出现这种问题。

血府逐瘀汤是王清任《医林改错》之中的一个非常有名的方剂。王清任通过解剖和临床发现很多稀奇古怪的疾病都与血瘀有关，所以就根据不同部位的血瘀，设计了好几个方剂。这几个方剂之中，最有名气的就是血府逐瘀汤，它也是我们临床使用最多的一个方剂。这个方剂可以说是给血瘀体质专门设计的，也可以说是给气郁体质设计的。

血府逐瘀汤：当归三钱，生地黄三钱，桃仁四钱，红花三钱，枳壳二钱，赤芍二钱，柴胡一钱，甘草一钱，桔梗一钱半，川芎一钱半，牛膝三钱，水煎服。

组成这个方剂的药物，基本上可以分为两类，一类是补血活血的四物汤加减化裁，还有一类则是四逆散加减化裁，所以本方既可治疗血瘀，又可治疗气郁，而血瘀与气郁其实往往会同时出现。

为什么患者经常会同时出现气郁和血瘀呢？关键在于肝。肝是藏血的，同时肝又是疏泄的。肝可以藏血，所以与血有关的疾病都可能与肝有关；肝又是疏泄的，所以气郁也与肝有关。

有的时候是气郁导致气血无法正常运行，最后导致血瘀；有的时候是血瘀阻滞了气的运行，所以会有气郁的出现，两者互为因果，相互作用。而女性又是非常情绪化的一类人群，所以不少女性不但有气郁，还有血瘀，这两者是同时存在的。

其实，我们在治疗疾病的时候，往往也需要同时考虑。比如治疗瘀血导致的疾病，我们知道的一个很好用的方剂是桂枝茯苓丸，但是有些人吃了桂枝茯苓丸之后，瘀血马上好了，可没过几天，瘀血又出现了，这其实就是气郁体质经常出现的现象。所以，吃了桂枝茯苓丸之后，再吃疏肝理气的药物，才能预防瘀血的再次出现。

而有些人，看起来是气郁，给他们进行疏肝解郁，吃药期间效果很好，吃完药隔几天又马上复发了。所以，治疗疾病，我们在辨别体质的时候，一定要处理好主客关系。气郁体质的人有血瘀，治好了血瘀还要调气郁；血瘀体质的人有气郁，治疗气郁的同时一定得调血瘀，这样才能达到理想的效果。

为什么吃了辣就会起痘，反反复复治疗也不好

总是有些爱长痘的人抱怨，“为什么总起痘，吃点好的就严重，好不容易治好了，结果没多久又长了好几个……总之，一波未平一波又起”。导致这种情况最主要的原因就是这些爱长痘的人普遍是湿热体质。湿热与吃的东西非常相关，所以形成湿热体质很多是吃出来的，当然也有不少人是受先天遗传

的影响。

湿热体质是怎么形成的

我们说人的体质形成是先天和后天共同作用的结果，湿热体质也是一样。父母是湿热体质，或是母亲在怀孕期间吃了很多能产生湿热的食物，直接胎传给孩子，这就是清代周学海《读医随笔》中说的“素禀湿热”。另外一种比较常见的情况就是饮酒。酒虽然有一定的药物功效，比如能促进血液循环，但是酒是助长湿热的利器。清代叶桂《温热论》曰：“有酒客里湿素盛，外邪入里，里湿为合，在阳旺之躯，胃湿恒多，在阴盛之体，脾湿亦不少，然化热则一。”《伤寒论》中亦有“酒客”之称呼，这些经常饮酒的人一般体内湿热都很盛。

有些人突然改变了饮食习惯，有条件吃喝得更好了，反而容易积聚湿热，成为湿热体质而长疮毒。《素问·生气通天论》曰：“高粱之变，足生大丁。”其中，“高”通“膏”，一般指肥甘厚味，不是单指某一类肉类，像现代社会很多人喜欢吃的刺激性食物，比如过辣、过咸、过酸、过甜等的食物，都可以叫作肥甘厚味；“粱”通“粮”，一般指的是米面等细粮。“高粱”的意思就是美味佳肴。常食膏粱厚味，以致湿热内蕴，从而易患疔疮之病。

在这里，“高粱之变”事实上是指饮食结构发生了翻天覆地的变化，就好像本来穷困潦倒的人猛然发了一笔横财，一夜暴富成为富人，开始过分地享乐，食用肥甘厚味，身体就会受不了，而出现问题；就好像要一个小水杯承载一桶水一样，必然会溢出。虚不受补，自然就会导致诸多疔疮类皮肤疾病。

痘痘反复发作的原因是什么

很多人治病关注的都是疾病的标，就是能看得见的、摸得着的变化，这种变化往往是短暂的、容易改变的。长痘的人都有这样的感受，明明表面看起来已经治好了，怎么没过多久又有新的痘痘长出来了呢？因为我们通过局部治疗，比如有的人会去美容院做皮肤清理，表面的痘痘有的能见好，但变严重留下色素沉着的也不少；或者内服中药调理几天，皮肤表面的痘痘很快就好了。但是这种好转是很脆弱的，只要稍微不注意饮食及生活习惯，痘痘很快就会再度爆发。

这种反反复复发作的根本原因是体质这块“湿热”土壤没有得到根本改变，一点诱因又会把湿热勾出来。曾经我在跟诊的时候，有个患者的痤疮很严重，喝中药调理了一段时间明显好了。有一次她又来门诊看病，这次似乎比之前还要严重，不仅脸上，脖子上也都是那种大脓包。后来一诊疗，了解到她去外地出差吃了鱼肉，这种“发物”让她的痤疮再次大爆发。所以，体质调理不过来痤疮就不会不复发，而就算是调理好了，你也不能为所欲为，因为这样还是会重新培养湿热，使湿热重生。

口臭、口苦、口疮、大便黏滞是湿热体质发出的信号

湿热体质除了容易长痘以外，还容易有其他一系列湿热证候表现，比如口气比较大，经常感觉口苦，身上也容易有汗臭味，不是有脚气就是出的汗颜色发黄，有的人还会反复患口腔溃疡，有时还容易长湿疹，以及出现大便黏滞等，这些都是身体发出的信号。

为什么口腔溃疡反反复复

生活中总是有不少人会有口腔溃疡反反复复的情况，他们自己也不知道原因。每次发作，这类人会有像火烧一样的灼痛感，严重影响吃饭、说话，苦不堪言。我有个朋友就是如此，一旦了解她的生活习惯就能知道原因了。她经常熬夜、吃辣，耗伤阴津的同时，还不断在制造湿热，这就是她反反复复出现口腔溃疡的根本原因。每次发作时，她难受得到处求助，可等这次好了，她还是会一如既往地按照原来的不良生活方式生活。可想而知，复发是早晚的事，因为体质并没有被纠正过来。

有口腔溃疡的人通常口气会比较大。口腔溃疡和口臭主要与湿热内蕴上蒸有关。有的是因为工作压力大，情志化火所致；更多的是与日常饮食习惯相关，比如经常喝酒或者吃辛辣的食物都会加重湿热，导致口疮发作。因此，

反复口腔溃疡是身体发出的信号，此时就需要充分重视体质的调理了。

皮肤瘙痒、大便黏滞、小便灼热都是湿热的表现

如果我们的身体被湿和热缠住了，就会有很多不适的表现。体内湿热郁结就容易阻塞毛囊和皮脂腺，湿热外蒸皮肤会引发一系列的问题，导致皮肤不仅容易长痘生疮，还会有瘙痒的感觉。

如果湿热蕴结在身体下部，男人和女人会有不同表现。男人常见阴囊潮湿；女人则常见白带多、颜色黄，这些都是湿热体质的常见特征。另外，湿热体质者还会出现大便黏滞不爽，有排便不尽的感觉。黏滞的大便容易黏到马桶上，怎么冲都冲不干净。有的则是排便的时间变长，大便老是解不下来，或解而不爽。反映到小便，就是尿道有热的感觉，排尿的时候经常有一种刺激性的灼热感，或者尿的颜色比较黄，有的甚至像浓茶一样。

为什么湿热体质的人容易急躁

湿热体质的人一般容易脾气暴躁，因为他们体内的湿与热长期并存，相互纠缠，蕴结在肝胆，容易导致肝胆湿热。中医讲“肝主疏泄”，是指肝的生理功能是主升、主动的，对于气机的升发和气机的通畅都有着一定程度的影响。如果湿热郁结，就会容易出现性格急躁易怒，甚至有时候会出现易激惹的状态，也就是情绪很难保持平和、稳定，经常心烦意乱。这些人的性格通常比较外向，而且活泼好动。

由此可见，湿热体质者的性格是由于体质状态导致的。湿热体质的人需要有意识地控制急躁过激的情绪，这样有助于保持心境平和，有助于在精神上调节湿热质这种偏颇体质状态。

第二章　八象分型

中医有哪些辨证体系，它们各自有什么特点

学中医就是学辨证，只要辨证正确，就可以开出正确的方剂，就能获得良好的疗效，这是我们大多数人对学习中医的基本认识。在中医的发展历史中，形成了诸多辨证体系，这些辨证体系都有很多功能，能够帮助我们简化临床。

在常用的辨证体系中，如六经辨证体系、卫气营血辨证体系、三焦辨证体系、脏腑辨证体系、八纲辨证体系等不同的辨证体系都各有其特点，也有其运用的规律，这些是我们临床可以参照的一个很关键的内容。下面就从临床的角度，介绍一些常用的辨证体系。

六经辨证是最早的辨证系统

最早对辨证体系有所记载的医籍就是张仲景的《伤寒论》。该书对外感疾病演变过程中出现的各种证候进行综合分析，将其分为太阳、阳明、少阳、太阴、少阴、厥阴六经病。因此，这本书被认为是奠定了目前所说的六经辨证的基础，同时也为后世医家治疗外感疾病提供了一个非常好的参考。

现在，六经辨证仍是一种常用的辨证方法，特别是在外感疾病的辨证论治过程中，这套方法具有可操作性，在内伤杂病的治疗上，也可以运用该法。六经辨证的思路就是按照外感疾病的发展规律，对不同阶段的证型进行辨别，根据情况开出处方。虽然该法看起来比较简单，但是要想深入学习，实际上是非常难的。

六经辨证，虽然把疾病分成了六种类型，但是每一种类型疾病中的证型

又有很多。为此，后世医家发展出了一套方证对应体系，这个体系包含的方剂非常多，所以最后还是需要记住很多药物、方剂。故六经辨证是一种非常难以精准掌握的辨证体系。

六经辨证的缺点

其实，我们都希望自己掌握的辨证体系越简单越好、越高效越好，这就要求我们必须要把所有的东西都考虑在内，这样才能很好地运用这种辨证体系。而六经辨证体系所含的内容实在太复杂了，因为六经既可以是六气，也可以是经络，这样很容易让人分辨不清。所以，自孙思邈以来，诸多医家研究六经，却始终没有一个人能够说明白伤寒六经的真正所在。

到现在为止，对于六经到底表达的是什么这个问题，依然没有形成一个共识。所以，我们学习六经辨证实际上是进入了一个无限的知识循环，很难在短时间内将其搞明白。甚至有的人因为看了很多医家的注解，越读《伤寒论》越觉得复杂，最后放弃不学了。

所以，六经体系其实是一个很复杂的体系，没有一定的中医理论水平、古典哲学基础是说不明白的，更别说能将其灵活地运用在实际临床了。

六经辨证的优点

任何事物，有缺点就有优点。六经系统的优点就是“开放”，所谓“开放”就是指可以按照我们的思路不断被发掘，进而可以形成不同的学术流派，也可以成为我们做学术的一种知识资源。所以，我们能够看到研究六经系统的人，基本上都是文化水平很高的人，其中最多的就是儒医。因为儒家的知识分子可以很好地理解、解释一些抽象的内容。由此可见，这个系统自古以来就被倾注了大量医家的心血。

为什么水液代谢疾病用三焦辨证论治效果更好

三焦既可以是一个泛指的概念，也可以是一个实指的概念。那么，我们该如何利用这个辨证体系呢？在《温病条辨》中，三焦辨证是核心中的核心。而这个辨证体系实际上是根据水液代谢的特点而创立的，所以我们在辨证论治水液代谢疾病时，运用三焦辨证体系是非常合适的。

对于三焦的概念，从广义的角度来说，是从上、中、下三个层次进行的划分；从狭义的角度来说，则是三焦这个经络所覆盖的地方。所以三焦辨证，其实是两者的有机结合。我们在辨证论治的时候，可以很好地将两者运用起来。

三焦辨证是对六经辨证的补充

在六经辨证之中，我们可以看见，其实《伤寒论》对疾病的定义也是分部位的，有的是胸部疾病，有的是腹部疾病，有的是头部疾病，还有的是心下疾病。太阳病在大多数情况下发生在头项部，阳明病则多发生在胃脘部，少阳病则多发生在两胁部，太阴病则多发生在大腹部。所以，六经辨证相对来说就比较细致了。

但是，六经辨证对于这几个部位的特点没有做太多的解释，所以在治疗原则上就很难界定了，虽然在用方的时候也有一些差异，但总体来说还是没有明显的区别。三焦辨证的提出，就是对治疗原则还有治疗疾病的特点做了一个比较系统的描述，如上焦有什么问题，中焦有什么问题，下焦有什么问题。

水液代谢是三焦辨证的核心

我们知道，每一种物质在人体内都是需要代谢的。三阴三阳的病证体系，其实主要分辨的就是阴阳的变化，阴阳的变化就是人体最核心的变化。三焦疾病，从上焦开始，其实就是肺系疾病，所谓的“温邪上受，首先犯肺”，就是指太阴风温。

对于温病，主要还是要从湿热疾病的变化之中找到其传变的规律。总体来说，就是从上往下传，所以三焦的结构特点刚好适合这种体系。三焦描述的主要是水液代谢，所以对于湿热疾病的治疗用这种思路辨证就会变得非常简单。

三焦辨证的优点和缺点

如果我们好好地读一下《温病条辨》就会发现，这本书非常的通俗易懂。相反，《伤寒论》则是相对难懂很多的。《温病条辨》之所以这么容易被读懂，其实就是与三焦辨证的简化有关系。三焦辨证涉及的因素没有那么多，所以只需要读几遍《温病条辨》，就可以对其有一个比较深入的理解。它不像六经辨证，读了几遍《伤寒论》，还是读不懂其中的真正原理。

但是，三焦辨证也有一个缺点，那就是太简单了，以至于在治疗具体疾病的时候，没有一个具体的方案，只有一些相对的治疗原则。比如我们熟悉的“治上焦如羽，非轻不举”。对于外感疾病我们就应该按照上焦的治疗原则，用一些轻清的药物，如由诸多轻清药物组成的方剂——桑菊饮。

什么时候用卫气营血辨证

前面我们分析了不同的辨证体系，它们的运用范围是非常广泛的。除六经辨证和三焦辨证外，还有一个非常重要的辨证体系，就是由清代医家叶天士创建的卫气营血辨证。这种辨证论治体系一般适用于分析外感温热病的发病规律。

为什么用卫气营血辨证

卫气营血辨证的运用，实际上与六经辨证有点类似，也与三焦辨证有点类似，但本质还是不一样的。因为这种体系主要是让我们来辨别温热病的传变规律。温热之病，属于火，所以克害肺经。而肺是主气的，气又分为营气、卫气，同时气与血之间也存在密切的关系，所以卫气营血就成了一个体系。

温热病伤人之卫表，然后传入里，会导致人体的血病，所以卫气营血辨证用在气血疾病中最多，比如我们熟悉的温热疾病、血液疾病等，都是可以用这种辨证论治体系来辨别的。

研究气血状态，最好用卫气营血辨证体系

每个辨证体系都有其特点，在特定的疾病之中运用合适的辨证体系，就会非常完美。卫气营血辨证主要就是运用在人体的气病和血病之中，其中气病主要是指外感温热病，血病则是指因为外感温热导致的与血有关的疾病。

在卫气营血辨证之中，其实也是分层的，每一层都有一个特点，所以我们也可以采用不同的方法来辨证，这也给我们带来不少灵感，最起码可以提供一个非常好的参考。比如，治疗卫表的疾病，我们习惯用汗法，或者叫作“发之”。此处就比较有意思了，所谓的“发之”，不一定就是发汗，其实还有很多其他的方法，总之能够将邪气祛除就行。再如，当热邪初入人体营分时，这个时候患者可能还没有出现神昏谵语的现象，我们治疗时如果直接清热反而不好，所以可以“透热转气”，就是用轻清透泄药物以透营分邪热转从气分而出，此法在治疗上算是一大创举。

如果我们遇见了因为高热而神昏谵语的患者，我们可以直接用玉女煎这类方剂对其进行治疗，以生石膏之类的药物清热之后，人体的血就会凉下来，自然就不会神昏谵语了。所以，我们在治疗血病的时候，不一定非要用血分药，也可以用气分药。

现在所谓的白血病，其实就是血液疾病，很多时候我们都不知道如何处置它，但是从温病的角度或者从卫气营血的角度来说，就非常好处理了。很多温病大家都是治疗白血病的高手。

为什么简单的脏腑辨证不那么受大家的欢迎

脏腑辨证，其实是最简单的辨证方式，也是大家用得最多的辨证方式。我们熟悉的肾气虚、心血虚等，都来自脏腑辨证。但是，这个辨证体系并不是很受大家的欢迎，大家还是喜欢用前面介绍的几种辨证方法，这是为什么呢？

脏腑辨证是实打实的辨证

我们知道，中医还是一门哲学。所以很多时候，中医是从虚的纬度来考

虑问题的，一旦落实到了实处，就会很难处理。

实在的东西，是我们运用得最多的东西，但也是最缺乏可想象空间的东西，所以大家在使用的时候，就缺乏了可以自由发挥的空间，创造力也就被束缚了。所以，脏腑辨证自从创立以来，大家虽然都在用，但是永远都不够用，这是因为这个体系没有一个广阔的外延，还需要我们继续开发新的体系。

脏腑辨证的特点

脏腑辨证是一种实实在在的辨证方法，但这种辨证方法往往会局限我们的眼界。我们知道，大便是由脾胃主管，但涉及的脏腑其实还有很多。它与肾阳有没有关系呢？与肝郁有没有关系呢？都有，同时还与肺气有关系。所以，我们用脏腑辨证来分析一个症状或疾病，就变得异常的难了，因为五脏六腑可能都与之有关。

脏腑辨证看似简单，但是在具体应用的时候又变得非常的难。所以，脏腑辨证既是实际存在的，又是单独成立的，很难精准地描述疾病与人体间的关系。故我们在运用此法时要时刻考虑五脏六腑之间的相互关系。

因为脏腑辨证过于简单，所以我们常会忽略五脏六腑之间的相互关系。有些时候我们会发现辨证已经是正确的了，但开的方药还是无效，这是为什么呢？这个问题就不太好解释了。所以为了提高疗效，我们便会用一些其他的辨证方式来弥补，其中与脏腑辨证结合得最紧密的就是八纲辨证，特别是其中的辨阴阳。

那么八纲辨证是一种什么样的辨证体系呢？为什么这个辨证体系会成为一个集大成的辨证方式呢？我们怎样简化辨证思路呢？

八纲辨证其实是一种方法论，是阴阳学说的复杂化

我们前面提到的几种辨证思路，其实都是具体的，都是有物质基础的，都是基于人体气血、脏腑、经络的辨证方式，所以它们的存在都有其适用的地方，也有其不适用的地方。经过很长时间的发展，中医辨证体系中分化出

来了八纲辨证。在以上这些常用辨证体系中，八纲辨证其实是最后成熟的辨证思路。

对八纲辨证进行归纳总结，其实就是阴阳、表里、虚实、寒热八个字。实际上，它是对阴阳的阐发。这八个字是四对概念的结合，所以这种学说其实已经完全脱离了具体的脏腑、气血、经络，给人的想象空间相对较大，从而它是无所不用、无处不在的。

八纲辨证是阴阳学说的扩展

如果我们熟悉阴阳学说就会知道，所谓的八纲辨证，其实就是阴阳辨证，这样就变得更简单了，因为这种辨证是“非 1 即 0”的。它与六经辨证有关，但又不一样。两者实际上都是阴阳的变化，但六经辨证是六,八纲辨证是八，纬度不同。

八纲辨证可以随意变换

因为八纲辨证是阴阳学说的扩展，所以可变化的维度也是很多的。这种辨证方法可以与脏腑辨证相互结合，也可以与六经辨证相互结合，还可以与三焦辨证相互结合，更可以与卫气营血辨证相互结合。

八纲辨证就是一个“变色龙”。它是从方法论上拯救了所有的辨证体系，是从方法论上完善了所有的辨证体系。八纲辨证，从数字上说，是 8，是八纲的辨证；但是从理上说，就是 2，就是阴阳的辨证。所以，我们只需把这个八纲辨证理解为阴阳辨证的扩展即可。

在中医的历史发展过程中，一直强调我们是以象思维作为基础的，但是我们看到前面所说的辨证体系其实都是从具体内容上进行辨别的，都没有上升到象的高度，所以也存在一定的遗憾。

为什么难以上升到象的高度呢

象，是一种思维模式，也是中医认识世界最基本的方式之一，但是我们没有以象作为基础的辨证体系，这也是一个遗憾。为什么没有以象为基础的辨证体系呢?

象偏向于具体的内容，但又不是具体的内容，它是最符合中医药的特性的。因为中医药是具体的，同时又是抽象的，也可以说它既不能具体，也不能抽象，所以象思维才是我们的原创思维。之所以没有象思维辨证论治体系，实际上是因为我们发现象是无法系统地表达疾病发展的过程的。

或者说，我们还没有找到一个非常好的宇宙之象，可以用来描述人体气血的变化、脏腑的状态、疾病的进程。

那么，这个过程到底可不可以进行简化呢?我们一直在学习九种体质的基础理论及应用（以下简称九体学说），其实九种体质就是九种非常好的象，这种象可以描述最本质的疾病的过程，也是我们认识人体健康的一个必经途径。

九体学说，其实就是落实在象的维度了。我们可以运用九体学说的思维，加上八纲辨证的思路，试着将疾病分类，其实这就是我一直在探索的八象辨证分型。同时借用《周易》的八卦，作为我们分类辨证的一个工具，从而简化临床。

象思维是中医原创思维，但是为什么没有象辨证体系

前面我们分析了几种辨证论治体系的特点，发现它们主要有两个特点，要么是具体的，要么是抽象的。越是抽象的就越不好用，但运用的范围就越广泛；而越是具体的就越好用，但运用的范围就越狭窄。

中医本身就是一种蕴含哲学思想的医学。所以其中有具体的东西，比如脏腑；也有抽象的东西，比如所谓的气。在运用中医思维治疗疾病的时候，我们最常用的就是象思维，但是象思维并没有在辨证论治之中发挥其应有的作用。

一直以来，我们没有形成一个以象思维为核心的辨证体系，所以我们有

必要对其进行探索。前面也说了，没有以象思维为核心的辨证论治体系的根本原因就是我们找不到一个合适的象体系，可以很好地反映人体的气血、阴阳、脏腑、经络之间的相互关系，以及表达这些复杂的关系。

因为每一种证的产生，都是多种因素综合作用的结果。如果我们不能把这些综合的复杂的关系在一个体系之内表达出来，就很难将其运用在临床上。但是，熟悉历史的人都知道，我们的哲学资源是最丰富的，其实象思维的体系也是有的，只是我们不会运用而已。

依据八纲，可以分出八象

《周易》把阴阳学说的精髓都解释出来了，所以我们想要了解阴阳之间的关系，就要好好地学习《周易》。其中的八卦，与六经一样，与八纲一样，都是表达阴阳的，而且最关键的是其将宇宙间的万事万物都表达出来了。所以，用这个象来表述我们看到的疾病的象，是完全可以的。

我们可以运用八卦体系将人体分型，这与九种体质一样，都是基于象思维运用的一种分型。分好型后，我们就可以很好地按照这个观点治疗疾病了。这八种分型其实就是我们在临床上经常看到的疾病的类型。

经过不断地探索，结合八纲辨证体系，我们将人体辨成除表里之外，还有一个中，其实就是将三焦的思路套入八纲辨证之中，然后再按照虚实、阴阳进行分类，就能够很好地辨别了。

这八种类型，取的是八卦的卦象。其中，阳爻代表实，阴爻代表虚；又有表、里、中三层，分别代表了表病、里病，还有中病。这样一组合，就有八种不同的类型了。而在临床中，对于这八种类型的患者就会有不同的解法，即不同的治疗方案。

八象分型是对一个人的疾病进行分型，而不是分证，因为证很难描述一个相对较长的过程。举一个例子，一个人感冒了，同时还有基础性疾病，该怎么治疗呢？一般来说，我们会先解表证，即治标，再治里证。其中的里证和表证就不是一个证了，而是由几个证组合在一起的。治疗这类疾病需要一个非常漫长的过程，必须要有先后的次序，而不是一股脑儿地只治疗一个证型。

八象辨证分型到底是怎样的一种体系，为什么可以简化临床

在说八象分型之前，我想先介绍一个案例，以让大家明白为什么需要用八象分型。比如患者伤风感冒了，患的是桂枝汤证，汗出恶风，大家会怎么处理？绝大多数的人会说，用桂枝汤就行了。但是，实际上是不是如此呢？如果真是这样，为什么在《伤寒论》中会有那么多的误治呢？

在《伤寒论》的辨证思路中，特别是关于桂枝汤的误治，都是围绕着中焦问题而来的。如果中焦是虚的，这个时候的治疗就应该多考虑一些问题，比如再进补一下。后世有一种说法“虚人伤寒建其中”，对于体虚的伤寒患者来说，应用建中法，多考虑胃气。从另外一个角度讲，如果中焦是实的，这个时候还能用桂枝汤吗？当然不行。这就是酒客家，即中焦湿热者不可以用桂枝汤的原因了。

所以，同样是表虚证，也要分辨胃气是否充实，是否存在中焦实或中焦虚的现象。如果中焦有明显的虚实，就要在充分考虑之后，再行治疗之术。桂枝汤证患者还要考虑中焦，其中焦可以是虚证，也可以是实证，这样就会分出两种类型了。

上述内容，我们就可以用坎卦——表虚里虚中焦实型、坤卦——表虚里虚中焦虚型来表示。坎卦的治疗方法是先除中焦之湿热，所以需要用泻心汤之类的方剂，再治疗表虚，最后治疗里虚。虽然在治疗表虚的过程中，里虚也会随之好转，但还是要有先后。如果中焦的实没有被泻，在治疗表虚的时候，里虚也不会好转。对于坤卦类型的桂枝汤证，那就要在桂枝汤的基础上加用人参之类的药物，比如我们知道的桂枝汤加人参、白芍、生姜新加汤。

我们将疾病的类型分成八种，实际上就是将三焦辨证、八纲辨证等综合在一起，这样就形成了一种既具体，又抽象的辨证思路，临床应用也变得非常合适了。

怎样依据八纲辨证进行八象分型

依据八纲辨证进行八象分型，可以先分表、里、中焦，再分虚实，阴阳寒热，自在其中。先天八卦，即“乾三连，坤六断，震仰盂，艮覆碗，离中虚，坎中满，兑上缺，巽下断”，以此取象，就有了以下几种分型：

1. 乾卦——表实里实中焦（脾胃）实型。

2. 坤卦——表虚里虚中焦虚型。

3. 震卦——表虚里实中焦虚型。

4. 坎卦——表虚里虚中焦实型。

5. 艮卦——表实里虚中焦虚型。

6. 巽卦——表实里虚中焦实型。

7. 离卦——表实里实中焦虚型。

8. 兑卦——表虚里实中焦实型。

在这些分型之中，我们应该看到，治病是有原则的。按照中医的原则，我们总结了八象型治疗原则，先解表，后和中，再治里，实则泻之，虚则补之。任何一种疾病，都需要考虑这三个要素，而考虑完了这三个要素之后的治疗，就会简单很多。表、里、中焦之间既存在相互依存的关系，又有很明显的层次关系。

治疗表证，始终要考虑里证，还有中焦胃气；治疗胃气，始终要考虑里和表；治疗里证，始终要考虑表和中焦。只有这样三位一体，有先后，有表里，才会是非常好的辨证思路。

八象辨证，其实就是一种将体质与辨证相互结合的分型过程。体质是最基本的里，也是最重要的本。疾病本身也是有层次的。一般来说，在人的整个生命进程中，体质一直是里，外感、内伤一直是表和中。所以，先治疗外感，再治疗胃气，最后调理体质，这个过程是慢性疾病所必须经历的。

第三章 七情所感

七情为何会让人生病

中医学认为，神是人体生命活动的主宰及其外在总体表现的统称。而情志属狭义之“神”的范畴。人是形神相依、心身相关的统一体，“无形则神无以附，无神则形无以活”。如《素问·上古天真论》言：“虚邪贼风，避之有时，恬惔虚无，真气从之，精神内守，病安从来。”神志活动是在人体全部生理活动基础上产生的最为高级的活动。其能够调节五脏间的整体协同作用，从而使精气内守，抵御邪气。人是“情感动物”，除了身体会生病，情绪也会生病，情绪上的问题甚至比身体上的问题更难康复。因为，情志疾病到了“神”的层面，比身体疾病的“器”的层面更无形，也更难治。

七情是什么

七情是中医里比较有特色的内容，亦是导致疾病的一个重要病因。现代社会，很多人并不是得了身体上的病，而是得了情志病，抑郁症、焦虑症患者越来越多。

七情是指喜、怒、忧、思、悲、恐、惊七种正常的情志活动，是人的精神意识对外界事物的反应，但是一旦过度就会变成不正常的了。七情与人体脏腑功能活动有密切的关系。五脏（心、肝、脾、肺、肾）对应喜、怒、思、悲、恐，这五种情志亦称五志。七情分属于五脏，里面的忧、悲可以合并对应肺，恐、惊可以合并对应肾。七情生于五脏，又会伤及五脏。心主喜，过喜则伤心；肝主怒，过怒则伤肝；脾主思，过思则伤脾；肺主悲、忧，过悲、过忧则伤肺；肾主惊、恐，过惊、过恐则伤肾。脏腑病变可出现相应的情绪反应，而情绪反应过度又可损伤相关之脏腑。

很多现实的例子都证明了五脏与五志之间的联系。比如，因严重自然灾害而受到惊吓的猪会失去生育能力，这就是“恐伤肾”的表现；思虑过度的人往往比较瘦，因为久思伤脾，思虑影响了脾的运化功能，吸收水谷精微的能力失调，无法积累营养而使人消瘦。

情志与脏腑气血密切相关

气和血是构成人体机体和维持人体生命活动的两大基本物质，它们是构建人体的地基。气血也是人体精神情志活动的物质基础，情志活动与气血有密切关系。脏腑的生理活动必须以气血为物质基础，而精神情志活动又是脏腑生理功能活动的表现，所以人体情志活动与人体脏腑气血关系密切。

《素问·举痛论》言：“百病生于气也。怒则气上，喜则气缓，悲则气消，恐则气下……惊则气乱，劳则气耗，思则气结。”气机失常必定出现一系列问题。气对人体脏腑具有温煦和推动作用，血对人体脏腑则具有濡养作用。此外，气血也是人体精神情志活动的“食粮”。脏腑气血的变化，也会影响情志的变化。故《素问·调经论》曰：“血有余则怒，不足则恐。”血气太过就想往外冲，这种冲表现在脾气上就是发火。

归根结底，七情过极伤的是体质

七情过极可以引起多种疾病的发生，这主要是由于情志的失调能够导致人体整体功能的紊乱。气运行得不顺畅就出现了气滞，进而又影响血的正常运行，出现了气滞血瘀，而气血是我们人体维持健康最基础的物质，一旦气血平衡被打破，身体的其他功能也会跟着变差，随之而来的便是各种疾病的出现。

肝气郁滞是最常见的情况之一，此类人群会闷闷不乐、情绪低落，干什么都提不起劲儿。这种情况不仅影响生活、工作，而且他们的免疫力及体质也在渐渐变差。久而久之，人的体质也就变成了气虚体质或者气郁体质。

情绪可以是“可爱的”，也可以是“可恶的”

人作为“情感动物”，不可能没有七情六欲。七情是否致病，一方面与七情是否超越人体的“阈值”有关，另一方面还与机体本身的耐受、调节能力有关。七情是人对客观事物的不同反应，喜、怒、忧、思、悲、恐、惊在适度的情况下都是正常的，它们能让生命变得更加丰满，也能让人变得更加可爱。所以，在正常的范围内，情绪是生动活泼的，一般不会致病。

心情不好是会影响食欲和消化吸收的。很多人都有过这样的经历，生了气吃不下饭，或是因失恋而茶不思饭不想，这些均是肝气犯脾，影响了中焦脾胃的运化。所以，调理情志疾病，除了要疏肝解郁，健运中焦也非常重要。再严重的就会出现肝火上炎，高血压患者最忌讳的就是这种情况，因为其可能会导致气血上冲脑部，而出现脑出血，甚至可能会因此失去生命。

在诊断和治疗中，根据体象模型我们可以发现，七情致病主要反映在里型体质与中焦脾胃上。如果患者已经是气郁体质，则在逍遥丸等具有疏肝解郁作用的方药的基础上根据脾胃和表型情况加减用药。如果是其他体质，就可以在相应体质调体方的基础上，再根据七情所伤之脏腑与脾胃虚实，以及本身表虚、表实情况加减用药。

情绪的“毒”，身体知道

中医认为，情绪问题主要与七情有关。其致病方式不同于外邪六淫，六淫主要从口鼻或皮毛侵入人体，而七情则直接影响有关脏腑，导致其发病。七情不仅可以引起多种疾病的发生，而且对疾病的发展有重要影响，它可促进病情的好转，也可导致病情的恶化。由于七情是造成内伤的主要致病因素之一，故又称内伤七情。

七情致病是果也是因

七情本来是人对客观事物的不同反应，在正常范围内，一般不会使人生病。只有突然强烈或长期持久的情志刺激，超过人体本身的正常生理活动范围，才会使人体气机紊乱，脏腑阴阳气血失调，最终导致疾病的发生。因此，作为病因，七情是指过于强烈、持久或突然的情志变化，导致脏腑气血阴阳失调而发生疾病的情志活动。因七情而病者，称为因郁致病。而由于某些慢性疾病，体内脏腑功能长期失调，引起人的精神情志异常的情况，称为因病致郁。当然，七情致病还与机体本身的耐受、调节能力有关。

生气会损伤人体的正气

早在春秋时期，中医学就提出了七情致病学说，即当喜、怒、忧、思、悲、恐、惊这七种不同的情感反应超过个体生理适应能力时，就会导致躯体病变或损伤。一方面是因为情绪的过激本身作为内伤伤害人体，另一方面也是由于这种内伤使“精神内守，病安从来”的状态被打破。

中医讲“正气存内，邪不可干”。当一个人情绪差到不可控制的时候，他的正气是在不断降低的，免疫力也就降低了。正气被削弱，机体抵御外邪的能力也就随之降低，这个时候有点风吹草动就很容易生病，而且还不容易好，迁延不愈。

另外，西医学研究发现，人生气时身体会产生一种皮质类固醇，其能使人体的抵抗力下降，对免疫系统造成损伤，甚至会去攻击正常的细胞。这就是那么多疾病（如乳腺癌、子宫癌等）与情绪有很大关系的原因了。

古时候，惹哭人也是一种治病的方式

在中医典籍中，有很多通过情志治病的案例。这些案例一般会给我们带来一种非常神奇的感觉，但是它们又是真实存在的，只是我们很难把控而已。比如，有些人可能心中一直对某件事情有所怨恨，这个时候我们就应该对患者进行引导，引导他们将这些怨恨说出来，最后通过哭泣的方式达到情绪释放。从五行的角度说，这种治疗方式运用的理论就是悲胜怒，疾病自然会痊愈。

在面临一种非常恐怖的环境时，如果我们去思考问题，那么周围的环境就会变得不那么恐怖了。比如，电影《倩女幽魂》中的宁采臣，他面对很多恐怖的画面，都不为所动，这是为何？我想就是因为宁采臣一直在思考问题，一直在用书生的思维去看待这个世界。他是一个进入知识海洋就不愿出来的书生，所以不管是何种恐怖现象，他都不怕，他都在用自己的思维去解释所面临的事物。

我们看看古人是怎么治病的，就会知道这些情绪的使用方法了。《古今医案按》载有这样一个病例，“丹溪治陈状元弟，因忧病咳唾血，面黧色，药之十日不效。谓其兄曰：此病得之失志伤肾，必用喜解，乃可愈。即求一足衣食之地处之，于是大喜，即时色退，不药而愈”。

这个案例其实就是用了中医五行相胜的方法。忧愁本属于金，所以我们需要用属于火的情志来治疗，也就是说办喜事就可以了。所以我们在许多电视剧中看到，很多肺痨的患者都会找一个令其快乐的方法来缓解病情，甚至彻底改变身体状态。

为什么“喜”这种情志能治疗肺痨

肺痨的主要表现就是一直咳嗽，很难痊愈。这种类似的现象在临床上也会遇见，比如有的人的咳嗽主要是外感咳嗽，只要好好地调护，很快就会痊愈。但有的时候用什么药都无效，该怎么办呢？此时就应该考虑到患者是否有一些担心的事情，比如是不是担心父母的重病。如果有，那么这种情绪没有被消除，吃什么药物都是无效的。

而肺痨患者，就是一直以来忧劳成疾。这个时候主要是肺金的问题，如果能够通过喜事让患者变得开朗，疾病就会得到很好的缓解。

按照这些原理，其实很多过度的情绪都可以在短时间内得到治愈。比如，当一个人春风得意的时候，普遍会有一些阳性的情绪，如脾气大。那么如何治疗因为脾气大导致的问题呢？只需要让他处于一种忧患之中，处于一种危险的境地，其马上就没有脾气了。这是为什么？因为怒属于木，需要用属于金的情志来治疗，这就能解释通了。

在中医看来，情志的治疗是非常重要的，所以我们一直强调七情是病因，而且是重要的病因。这也是中医和西医的一大不同。西医给人看病的时候，一般都是看冷冰冰的数据，不会问患者，你家谁让你生气了？谁让你担心了？但是中医大多数会问其情志，而且这些内容也是中医开方的一个重要依据。

你伤的不仅是心，肝脾也跟着受伤了

情绪过激可影响脏腑活动而产生病理变化。不同的情志刺激可伤及不同的脏腑，产生不同的病理变化。但往往是你伤了其中一脏，尤其是心，其他脏腑也会变得不好。因为心为“五脏六腑之大主”，一切生命活动都是五脏功能集中的表现，又必须接受心的统一主宰，心神受损又必涉及其他脏腑，即“主不明则十二官危”，“主”指的就是心神，可见心神的重要地位。

生气时也会伤心

《黄帝内经》中把人的五脏六腑命名为十二官，其中心为君主之官，“心者，君主之官也，神明出焉……故主明则下安……主不明则十二官危”。如果一国之王神志失常，那整个国家就乱了，人也一样。心主血脉，人的情志调节有赖于心神的正常。如果心明智顺达，那么全身脏腑功能也会顺达调畅，身体就不会患大病，人也容易健康长寿。如果心受到伤害，那么身体所有脏腑的生理功能也会失常。

心的主要功能是藏神和主血。心神可以调控全身各项功能活动。当心神失去掌控力，整个身体也就乱掉了。血对人体的重要性就不言而喻了。血是生命活动的基础与“燃料”，人的五脏六腑都需要血的滋养。

生过气的人都知道，当一个人情绪不好，处于极度不稳定状态的时候，就会出现心跳加速、手脚发麻的症状；气血都往上冲了，就会出现头脑胀痛、血压升高；同时还能导致心脏内的血液不足，造成心肌缺氧。所以，很多心脏病患者往往都是一些不善于控制自己情绪的人。那些情绪稳定的人，其心跳的频率也会相当平稳。

五志化火生六郁

喜、怒、悲、思、恐等情志失调，能够引起脏腑气机紊乱，郁而化火，出现烦躁、易怒、失眠、面赤、口苦，以及吐血、衄血等属于火的表现，我们将其称为“五志化火”。情志失调还会导致六郁。

什么是六郁？它指的是“气、血、痰、火、湿、食”这六种郁。治疗六郁有个比较有效的经典方，就是越鞠丸。我们了解气郁，其他五种郁是如何出现的呢？气郁而湿滞，湿滞而成热，热郁而生痰，痰滞而血不行，血滞而食不化。具体而言，由气郁可致血郁、痰郁、湿郁、食郁、火郁。气、血、火三郁的主要问题在肝，湿、痰、食三郁的主要问题在脾胃。肝郁气滞，气滞又导致血行不畅，严重的还会郁久化火。肝气最容易犯脾土，这也就是许多人在心情不好时胃口也不好的原因。脾胃气滞，升降失常，运化失司，容易聚湿生痰，或者不能消化食物。虽然说的是六郁，但是主要还是由于气郁所致，所以治疗还是要以行气解郁为主，使气行则血畅火清，气畅则湿化食消痰除。所以主要用的药物是香附、川芎、栀子、苍术、神曲。

肝脾是一对相爱相恨的“冤家”

从上面的内容，我们可以看出肝和脾之间是密切相关的。郁怒不解直接伤肝，影响肝的疏泄功能，严重的还会出现胁肋部的胀痛，性情也变得急躁。肝气郁滞还容易出现叹气的现象，或咽中似有物梗阻，吐之不出吞之不下，这可能就是“梅核气”。另外，最直接受肝影响的就是脾。若思虑过度，损伤于脾，使脾失健运，就会出现食欲不振、脘腹胀满等现象。

肝脾是一对又爱又恨的“冤家”。在正常的生理情况下，如果肝的疏泄功能正常，便可以促进脾胃的运化；脾胃的运化功能又有助于肝的疏泄。两者彼此依赖，相互影响。在生病的情况下，两者也会相互影响。抑郁伤肝，肝失疏泄，横逆犯胃，胃失和降，引起肝气犯胃证；若胃气先虚，肝气相对偏盛，乘之于脾胃，也可引起肝气犯胃证。前者为“木旺乘土”，后者为“土虚木乘”。肝气犯脾，就会出现腹痛腹胀、嗳气呕吐、烦躁易怒的表现。肝火更旺了，还会犯胃，就又会出现胸胁疼痛、呃逆、嘈杂吞酸、舌苔薄白或黄等证候。

用什么调和肝脾

我们知道，气滞血瘀会导致妇女月经不调、痛经、闭经，甚至长肿瘤等。如果暴怒还可引起更严重的情况，如肝气上逆，损及血脉，血随气逆，则容易发生大呕血或晕厥。

中医有个著名的调和肝脾的方药，即很多人都听说过的逍遥丸。一些人认为它是妇科用药，是专门调理女性月经的。但从准确的意义上来讲，它更是调和肝脾关系的药。逍遥丸的主要成分：柴胡是君药，是逍遥丸中的主要药物，作用是疏肝理气；当归和白芍是臣药，主要起到养血柔肝的作用；炒白术、茯苓用于辅佐，有健脾益气的功效；薄荷、生姜、甘草是次要成分，生姜温胃和中，少许薄荷和甘草有疏肝解郁的功效。整个方子可使肝脾同调，促进它们之间和谐搭配的关系。

中医里的情志病并不少

中医里有很多情志病，如“百合病”“脏躁”“不寐”“惊悸”“梅核气”等。它们的临床特点类似于西医学中的某些精神心理疾病，比如抑郁症、精神分裂症等。可见，中医里因情志因素导致的疾病与西医学中的精神心理疾病关系密切，情志因素与心理因素也基本相同。

下面我们以百合病举例。

百合病是一种不美丽的病

百合病是《金匮要略》里比较难解读的一种病。我们一般把百合病理解为精神紊乱，类似于西医所说的精神分裂症、神经症等。但临床很少能见到与张仲景所描述的情况一致的患者。

百合病是中医病名，主要表现为全身许多地方都不舒服。从中医角度讲，它是由于心肺阴虚内热导致的病证。心主神明，因此人的一些思维和精神状态是受心来主导的。一旦发生了心阴虚的问题，就无法对心阳进行抑制，从而就会使心阳过盛，导致一些情绪上、精神上，以及行为上的异常。得了百合病之后，患者可能会表现出一些身体上的症状，比如心悸、失眠、干咳、大便干结、潮热盗汗或低热等，同时他们的情绪会变得抑郁、易怒、悲伤、多疑、淡漠。

《金匮要略》说："百合病者，百脉一宗，悉致其病也。意欲食复不能食，常默默，欲卧不能卧，欲行不能行，欲饮食或有美时，或有不用闻食臭时，如寒无寒，如热无热，口苦，小便赤，诸药不能治，得药则剧吐利，如有神灵者，身形如和，其脉微数。"

百合病的特点就是忽好忽坏，阴晴不定。"意欲食复不能食"，意思就是说有时想吃，有时又不想吃。"或有美时，或有不用闻食臭时"，意思就是说有时候觉得吃饭挺香的，有时候连饭菜的味道都不想闻。"如寒无寒，如热无热"，你问他想不想吃饭他不知道，你问他寒热他也不知道。"欲卧不能卧"，意思就是说有时候想睡，有时候又不想睡。"欲行不能行"，意思就是说有时候想活动，有时候又不想活动。所以，该病就是存在着模糊或者误导医者的现象。这样的人往往主观意识很强，觉得自己就是有这种病，就容易有某种症状，他们多存在性情敏感的现象。而我们观察其整个形态，却没有发现太大的异常，所以叫"身形如和"。"如有神灵者"，意思就是说就像受鬼神的摆弄一样，看起来没什么大病，但是患者自己难受得不得了。

百合病就是阴阳虚，因阴阳虚而失调，引起的阴阳病变。阴阳不能平衡时，神志也不能平衡，其中既有阳虚，又有阴虚，所以"见于阴者，以阳法救之；见于阳者，以阴法救之"，即见于阴病，补阳济阴，见于阳病，滋阴济阳，且不能用攻伐的药，不能见阳攻阳，见阴攻阴（见阳攻阴、见阴攻阳亦是错误的），但也不能用大补之药，温补不行，清补也不行。

百合病怎么治

百合病的病机以津亏虚热为主。《金匮要略》曰："百合病者……口苦，小便赤，诸药不能治，得药则剧吐利，如有神灵者，身形如和，其脉微数。”因为上焦有热，所以出现口苦；因为下焦有热，所以出现尿赤。百合病患者脉是微数的，脉微主津液亏虚，脉数主热，所以百合病是典型的虚热类疾病。在治疗上，用滋阴清热的药物和食物。而百合就是这样一个药食同源之品，具有养阴润肺、清心安神之功效。此处用百合主要是取其性，而不是取其味，也可以配合其他的滋阴药物，比如麦冬、生地黄等。

另外，要特别注意的是百合病不可施灸。“微数之脉，慎不可灸。因火为邪，则为烦逆，追虚逐实，血散脉中，火气虽微，内攻有力，焦骨伤筋，血难复也”。由此可知，脉细微、阴虚火旺的人是不能用艾灸治疗的。现在很多人因为乱用艾灸，身体出现了燥热，十分难受。所以千万不要觉得艾灸好，便无视身体的情况而随意使用。

有一种性格叫作“癌症性格”

清代高思敬《外科问答》曰：“筋瘤……此证得自郁怒伤肝，忧思伤脾伤肺。”筋瘤的产生离不开郁怒忧思伤肝伤脾。肝主筋，肝气不舒畅，就会在筋上长出结节，即瘤。这体现了中医所说的“形神合一”，形体和精神可以相互影响，也就是说情绪长期失调会引起形体的病变。其实，中医整体观无处不在，其中“形神一体观”是非常重要的一部分内容。形和神是密切关联的，所以神与很多疾病的发病机制紧密联系。

情志能够推动肿瘤的发展

《灵枢·百病始生》中有论述肿瘤与七情相关的记载：“内伤于忧怒，则气上逆，气上逆则六输不通，温气不行，凝血蕴里而不散，津液涩渗，著而不去，而积皆成矣。”中医所讲的七情，在正常情况下，在正常生理范围内，每种情绪都是正常的反应，喜怒哀乐都是人生的滋味，此时情绪并不足以致病。但每一种过度的情绪都会给身体带来问题，而情志导致的气血不畅则会凝结成积。

清代高秉钧《疡科心得集》说：“舌疳者……由心绪烦扰则生火，思虑伤脾则气郁，郁甚而成斯疾，其证最恶。”可见肿瘤的发生与情志因素有很大的关系，心绪太复杂终究扰了神，而后化火，最终成了疾，生了最严重的病。

中医对情志在肿瘤致病方面的认识上，与现代临床研究结果较一致。西医学研究不断证实，肿瘤的发生与精神情绪的不良刺激有着密切的关系。过度的不良情绪可能通过影响患者的免疫功能，即中医所讲的正气，而推动癌症的发生及发展。癌症常发生在性格高度内向或外向，情绪不稳定，情感过分表达或过分压抑的人群中。癌症也不是一日养成的。很多癌症的产生及恶化都离不开人的性格。

还有些人因为有家族性肿瘤病史，当亲友患肿瘤时，无论是因为照顾亲友长期处于焦虑中，还是因为知道这个病与遗传有关而产生畏惧情绪，长期处于这样一种不健康的心理状态中，最终也可能以不良情绪作为诱因而患肿瘤。因为情志因素也能导致肿瘤的发生。

中医把癌症称为“岩”

中医没有癌症这个词，多将癌症称为“岩”。中医对癌症的认识就是身体里面长了一些坚硬的肿块，比如中医说的乳岩就类似现在的乳腺癌。《医学正传》论述了情志与乳腺癌发病的关系，曰：“此疾多生于忧郁积忿。”明代陈实功在《外科正宗》中提出：“忧虑伤肝，思虑伤脾，积想在心，所愿不得者，致经络痞涩，聚结成核。”道出了情志为乳腺癌发病的主要原因。《丹溪心法》中亦明确提到丧夫或失志于夫的女子易生乳腺癌，“憔不得于夫者有之……失于所天，乃生乳岩”。

在乳岩的病因方面，元代朱震亨《格致余论》指出：“忧怒抑郁，朝夕积累，脾气消阻，肝气积滞，遂成隐核……又名乳岩。”乳房里面长了一个像岩石一样坚硬的肿块，就是乳腺癌。巧妙的是现在的“癌”字里面也有个“山”字。癌症就像是身体里面长了很坚硬、很难消除的包块，像大山一样坚不可摧。所以，中医调理癌症的主要思路为疏通经络、活血化瘀、软坚散结等。

"癌症性格"是真实存在的

中医认为，情志对癌症存在一定的影响。现代大量的研究资料显示，不良情绪可降低机体的免疫功能，这样就会减弱身体免疫系统识别、消灭癌细胞的作用。有调查结果表明，具有致癌情绪的人群的癌症发生率比健康人群高 2.3 倍。另外，是否抑郁及抑郁的严重程度还分别与新生肿瘤率和死亡率呈正相关。病前焦虑、负性生活事件，提示癌症患者的心理状况较差。以上这些是影响癌症发生的最主要的因素。

有学者发现了一种"癌症性格"，其主要表现就是情感反应的过分强烈或过分抑制。在这种情绪下，人的免疫功能容易发生波动，情志因素则通过干扰细胞群，促进癌症的发生和发展。其实也不难理解，这与我们的中医原理不谋而合。很多现代研究都表明，过多应激生活事件及烦恼、焦虑、疲倦和抑郁情绪是乳腺癌发病的重要危险因素。所以，一定要调节好情绪，千万不要有"癌症性格"。

肿瘤治疗过程中会引发众多心理负担

癌症对人体来说，不仅是一种躯体创伤，也是一种强烈的精神创伤。在癌症的诊治过程中，患者一经确诊，精神负担会极度加重，心理压力巨大，表现为情绪低落、失望，加之肿瘤手术、放化疗的痛苦及高额的费用，家庭、社会环境的变化等影响，多数患者会有各种不良心理反应，如烦躁、焦虑、恐惧、悲观、失望等，甚至可能出现抑郁，很多人最后因为情绪的崩溃导致身体状况也变得极差。

手术及放化疗目前仍是恶性肿瘤的主要治疗手段。但因为这些治疗给患者带来的身体创伤和心理创伤也比比皆是。这些疗法对患者生理上的影响巨大。如放化疗可引起骨髓抑制，多表现为极度乏力、头晕、脱发等；消化道症状，多表现为呕吐、腹泻等；皮肤、黏膜症状，多表现为口腔炎、皮肤瘙痒等。且放化疗药物的肝肾毒性可导致治疗终止或增加药物治疗。这些均能进一步导致患者的正气变弱，同时也会加重其心理负担。

另外，手术后的不良反应也会加重患者的心理负担。如青年女性确诊为乳腺癌，做了乳腺根治术后，因身体缺陷影响美观而在心理上一定会有较大落差。又如适龄女性确诊为卵巢癌后，因卵巢术后影响生育能力及性生活，可能还会引起家庭的不和谐；另外，又因为手术后雌激素分泌的减少，患者容易出现围绝经期综合征的表现，如易激动、易怒、烦躁等。肺癌患者术后多会出现乏力气短，甚至影响正常的生活、工作，进而容易出现过度悲观、抑郁的心理。总之，各种癌症手术后，都会给患者带来很大的心理负担和影响。

情志的奇迹力量

情志不遂、郁而成疾是癌症发生发展的重要原因之一，而气机郁滞、阴阳失衡是情志致病的发病机制。中医始终将人看作一个“形神合一”的整体，充分考虑情志因素在癌症发生发展过程中起到的作用。有效的心理干预方法，患者自我调节，社会、家人给予积极的支持，辨体 – 辨证 – 辨因针对性治疗，对于战胜癌症具有十分重要的意义。

情志与肿瘤的康复

患者自身的不良情志因素不但与肿瘤的发病有关，而且在整个治疗过程中，患者情志的好坏与治疗的效果也相互影响，甚至影响肿瘤最终的结局。因此，我们需要利用中医“形神合一”的理论，充分考虑情志因素在肿瘤发生发展过程中起到的作用。在重视对肿瘤患者身体病变进行治疗的同时，还要根据患者的性格和情绪的变化特点，注重采用各种方法进行心理、情绪的调控，帮助他们树立正确的人生观，积极乐观地面对疾病。这对提高患者战胜疾病的信心，激发机体自身的抗病能力，提高生存质量，促进疾病向好转、痊愈的方向发展，有不可估量的作用。

良好的心理状态可提高身体的正气及机体的免疫功能，不但可以防止恶性肿瘤的发生，同时还可以使已经存在的肿瘤处于“自限状态”，最终还可能被机体免疫功能消灭。情志的舒畅可畅达气机，进而能促进精血津液的运行输布，防止人体出现气滞、血瘀、痰凝，从而在肿瘤的康复中产生积极的作用。西医学对情志与肿瘤康复也做了大量研究。有研究者将227位乳腺癌术后患者随机分成两组，一组进行心理干预，一组只进行评估，而没有进行心理干预。在11年的随访中，有62例出现了复发，54例死亡。结果显示，心理干预组的中位生存期为6.1年，而未干预组只有4.8年。由此可知，心理康复治疗的重要性。现在，越来越多的学者开始关注心理康复治疗。采用恰当的心理康复治疗，能够减轻患者焦虑、恐惧、烦躁、悲观的情绪，对提高患者的生活质量，减少肿瘤的复发非常重要。

情志也可参与肿瘤的防治

情志影响肿瘤的发病、发展及预后。我国古代，不乏“见素抱朴，少私寡欲”“养心莫善于寡欲”等言论。《黄帝内经》指出情志调节的最高境界为“恬惔虚无，真气从之，精神内守，病安从来”。所以，守住精神很重要。我们应该从精神上调摄，保持真气以防病。当代人承受着巨大压力，面对各种挑战，调整好心态至关重要。我们应该学会正确对待压力，学会调节释放压力，失意时做到坦然，得意时做到淡然，泰然处之。

我们可能听说过类似这样的事。某个癌症患者本以为自己活不了几年，结果在一位老中医的治疗下，又活了几十年，到正常寿命才死亡。这种“奇迹”是可以真实存在的，其原因还是精神的强大力量。这亦证明，以正确的态度对待疾病、对待人生，对于康复至关重要。古语亦曰：“噎是神思间病，惟内观静养者可治。”患者也可以练习一些身心并调的功法，根据自己体力情况选择适当的运动来提高运动耐量，进而提高免疫力，并可起到转移注意力的作用，以强化对生活的信心，增加战胜疾病的勇气。

癌症虽是顽疾，但并非患了癌症就等于死亡。有时候振作精神，及早诊断，面对现实，重视治疗，不畏疾病的折磨，积极强化自身体质，保持乐观、豁达的心态，调整好机体内环境，是有机会战胜癌症的。科学家提出的生物－心理－社会医学模式，使人们对健康与疾病的原因和疾病的发生发展过程有了新的认识。癌症患者尤受心理和社会环境的影响。患者接触最多的是周围的生活环境，身边人的看法影响患者的情绪。这个时候需要社会各界及家庭的共同努力，为癌症患者倾注更多的爱心与温暖，诱导患者情志调节，这也充分体现了新医学模式所倡导的内容。另外，医务人员在其中也扮演着重要角色，要善于利用“话疗”去安抚患者、鼓励患者，给予其诚恳友善的建议和劝导，使他们建立信心，让他们感受到生活充满了人间温暖。

抑郁症是怎么一回事

中医体质学认为，人是形神一体的，每个人的体质都具备形体和精神两部分，要想达到一个好的体质状态，就得两者兼顾。九种体质中有一种体质是气郁体质，这种体质的人往往更容易患情志疾病。健康一定是包含身与心的。世界卫生组织也说过：健康不仅是躯体没有疾病，还要具备心理健康、社会适应良好和有道德。除了躯体健康，心理健康、精神正常也是健康的重要方面。心理和躯体也都有生病的可能。现代社会，随着生活压力和学习压力的激增，同时又缺乏正确的心态引导，导致心理疾病逐渐普遍起来，而抑郁症是最常见的严重精神疾病之一，也是致残的一个重要原因。

抑郁症患者只是感觉不开心吗

抑郁就是情绪不好、不开心。这可能是我们对抑郁认识的一个最常见的误区了。抑郁症并不是简单的情绪差。对于患者来说，这只是一个明显的表现。一般来说，我们的不开心是短暂的，是有某些诱因的，比如与人吵架了、工作出现了失误，都会导致情绪低落。但抑郁症引起的不开心可能与这些因素都没关系，它是一种莫名的、持续的、常规的状态。

现在，抑郁症已经是一种常见病了。目前，全球约有 3.5 亿抑郁症患者，抑郁症也正式成为仅次于癌症的人类第二大杀手。但是，抑郁症患者的就诊率不高，这是为什么呢？一方面可能是很多人对抑郁症存在认知误区，另一方面可能是患者觉得不好意思去看医生。

什么是微笑型抑郁症

看上去很开心的人就不会得抑郁症。这也是对抑郁症认识的一个比较大的误区。性格外向、爱笑，这可能只是一个人的个性特征，跟他有没有患抑郁症没有必然关系。因为该病也有不同的类型，其中一种就是“微笑型”。这种类型的抑郁症比普通抑郁症更加让人难以察觉。此类患者可能会给人一种“他平时笑嘻嘻的，怎么会得抑郁症”的错觉。所以，看上去开心不一定是真的开心，有时只是一种外在表现形式。

得抑郁症的人最大的问题是内心缺少内驱力，没有了人生的奋斗目标，人生失去了意义，人的自尊心就会放得越来越低。抑郁症患者常双眼无神，即便是微笑型抑郁症患者，从他们的眼神里也能看出“空洞”。这种人一般多为气郁体质，代表人物如林黛玉。

抑郁症是怎么产生的

中医将人体看成气、形、神的综合体。“形者，生之舍也；气者，生之充也；神者，生之制也。一失位则三者伤矣”。这三者，哪一个出问题都不行，都会对人体产生不良影响。抑郁症往往就是“神”的层面出现了问题。“形神体用”“心主神明”，身心关系指的就是形神关系，就是物质与精神的关系。《灵枢·天年》云，“血气已和，荣卫已通，五脏已成，神气舍心，魂魄毕具，乃成为人”，指出人体除了“血气”“荣卫”“五脏”等生理物质基础，还需具备“神气”“魂魄”这样的精神心理条件。精神心理离不开生理物质基础，也会深深影响身体这个“物质”。抑郁症就是一种精神生病导致形体生病的情况。

七情里的悲、忧是最让人难以摆脱的，它像藤一样，越想摆脱，就越缠绕你。“悲则气消”，悲首先耗伤肺气，肺主气，于是气弱消减，意志消沉，就会出现气短胸闷、乏力懒言等症状。“忧则气聚”，忧同样会损伤肺气，致使气机的调节功能失常，气聚而不行。所以，这种情绪导致的结果就是不是气虚动不了，就是气郁很难动。气与血的关系密切，气不顺则血不行，机体气血瘀滞，各种各样的病都会发生。

2003年4月1日，张国荣因为抑郁症选择与这个世界告别。新闻也曾报道，有女孩在跳崖前留下一封遗书，坦白自己患有抑郁症。每当看到因抑郁自杀的新闻，身边的一些人就会感叹：现在的年轻人就是娇气，抗压能力太差了。但其实心理疾病的痛苦只有当事人知道，那种无力感是很难排解的。

经常生气的女人容易早衰

《黄帝内经》记载："七七，任脉虚，太冲脉衰少，天癸竭，地道不通，故形坏而无子也。"女性到了"七七"，也就是四十九岁左右，任脉虚，肾气、肾精（血）开始加速亏虚，月经就不来了。而很多现代女性出现了"早更"的现象，三四十岁时月经就不来了，甚至有些姑娘二十多岁时月经就停了。这里面有一个重要的原因，就是情志。古人认为，"妇人之病，多起于郁"。由于妇女易发生情志变化，故而易出现肝郁。情志对女人的影响特别大，众多疾病，如乳腺增生、甲状腺结节、乳腺癌等都与情志关系密切。

生气对乳腺有巨大危害

有调查显示，70%～80%的女性都有不同程度的乳腺增生。近年来，乳腺增生的人数越来越多，并且发病年龄呈现出低龄化趋势，有的十七八岁的女性也患上乳腺增生。这个病与情绪有重要关系，因为肝经循行经过乳房。女性一般都比较感性、易情绪化，脾气急躁、易怒，或者长期压力过大、精神紧张，都会导致乳腺疾病。有研究人员发现，压力等不良情绪会导致女性内分泌紊乱，还会造成乳房组织的改变，这无疑会增加乳腺增生的发病风险。而乳腺增生越来越严重，就有可能发展成乳腺癌。

中医认为，过于思虑容易伤脾，进而导致脾的运化失调，这样就会生湿，还可能化痰。同时，生气、发怒又伤肝，肝气郁滞，气滞血瘀，再加上痰湿，就更加会使瘀滞结成块了。所以，肝郁气结是乳腺增生的重要病机。气郁体质的人要多注意肝的疏泄功能。肝主疏泄，肝气宜舒畅而条达。经常生气，忧郁不解，久郁伤肝，或受到精神刺激，急躁恼怒，均可导致肝气郁结，蕴结于乳房胃络，乳络经脉阻塞不通，不通则痛，而引起乳房疼痛。肝气郁久化热，热灼阴液，气滞血凝，即可形成乳房结块。疏肝解郁是该病的基本治疗原则。柴胡就是一味经常用于解决这类问题的中药。

为什么一些人会提前绝经

女子以肝为先天，肝藏血，又主疏泄。而女子偏偏又是容易血虚的体质，由于经、带、胎、产等原因，女子的一生就会存在各种各样的血虚情况。血又是滋养肝的源泉。情绪化易伤害肝血，使肝血不足，加之生气太多，就势必影响女性的月经，严重的就会出现提前绝经。我有一个女患者，才 42 岁就患有卵巢功能早衰，月经也已经 1 年没来了，据了解她也是经常生气，情绪化比较严重。本来她都已经放弃了，只是怀着试试看的心理找我调理一下体质，结果月经又来了，而且颜色还很正常，患者十分开心。这种月经的恢复就是让原本失调的脏腑功能和气血恢复了正常。

女人想要老得慢，快乐是良药

情绪是乳腺增生等疾病的始作俑者，那么好心情便是对付它们的“利器”！这些病最怕的就是心情好。当你保持良好的心情时，肝气条达，脾胃运化功能正常，人体内分泌也正常，卵巢的正常排卵就不会被阻挠，孕激素分泌就不会减少，乳腺就不会因受雌激素的过度刺激而出现增生，已增生的乳腺也会在合理的调理下逐渐好转。

因此，除了积极治疗，改变自己的情绪也很重要。尽量学会修心，学习王阳明心法是一个不错的选择。遇事不钻牛角尖儿，宽以待人，培养和谐的家庭气氛，夫妻双方要和睦相处。在饮食上，可多吃海带，它有化痰散结的作用。玫瑰花、佛手等可以作为疏肝行气散结的辅助之品。

肝郁会让男人阳痿

一般男人出现了阳痿，大家首先想到的会是肾虚了，需要补肾壮阳了。

但其实原因并不是这么简单，其中有一个可能被很多人忽视的病因，那就是情志的影响，而情志又与肝密切相关。

阴茎勃起的怒、大、坚、热表现是肝血充盈的结果。相反，若肝失条达，肝血亏虚，则阴茎勃起无力，甚至出现阳痿。在《天下至道谈》中有段非常详细的描述："怒而不大者，肌不至也；大而不坚者，筋不至也；坚而不热者，气不至也。肌不至而用则遭（阳痿之意），气不至而用则避（阳痿不能交合），三气皆至，此胃（谓）三脂（诣）。"这里的三气，指的就是肌气、筋气、神气。男性想要宗筋功能正常，就要看这三气至与否，实际上就是与肝之气血是否正常流注于宗筋有关。

阳痿并不遥远

阳痿又称勃起功能障碍，是指男性的勃起功能下降了。男性阴茎勃起困难，或勃起以后维持困难，这些都属于阳痿的范畴。有一组数据表明，全球至少有 1.6 亿男性患有不同程度的阳痿，52%的 40 岁以上男性受到阳痿的困扰，只是程度不同。可见，阳痿问题不容忽视，它不仅影响男性健康，还有可能影响家庭和谐。

阴茎勃起功能障碍可以分为器质性和心理性两大类。器质性阳痿又分为神经性、血管性、内分泌性和组织结构性。现代研究表明，阳痿常见的危险因素包括心血管疾病、肥胖、高胆固醇血症等。另外，脊髓、骨盆、尿道创伤手术，部分药物（镇静药、抗焦虑药、降压药、激素类药物等），以及吸烟、酗酒、吸毒等均可导致不同程度的勃起功能障碍。

肝与阴器

我的博士研究生导师、国医大师王琦，早在 20 世纪 70 年代就提出了"阳痿从肝论治"之理论，把阳痿从肾关联到了肝。《灵枢·经脉》曰："肝足厥阴之脉，起于大指丛毛之际……上腘内廉，循股阴，入毛中，环阴器，抵小腹。"肝经循行经过阴器。如果肝足厥阴之脉运行正常，则气血调畅，阴器得以濡养，勃起功能正常；如果肝足厥阴之脉滞涩，则气血难达阴器，而致阳痿不举。

肝在体对应的是筋，诸筋皆为肝所主，筋伸缩的正常活动和功能的发挥，有赖于肝血的滋养。所以，肝与筋有着主与生的关系。肝血充足，筋得其养，才能灵活伸缩，运动自如，故有“肝主筋”（《灵枢·九针论》）、“肝生筋”（《素问·阴阳应象大论》）、“食气入胃，散精于肝，淫气于筋”（《素问·经脉别论》）和“肝者，罢极之本……其充在筋”（《素问·六节藏象论》）等论述。

“肝者，罢极之本”（《素问·六节藏象论》）、“人之运动，由乎筋力，运动过劳，筋必罢极”（《类经》）。肝是机体疲劳的根本，肝又主筋，故男子的阳痿与肝有关。如果肝郁或是精血亏虚，则筋失滋养，运动迟缓，正如《素问·上古天真论》所说：“丈夫……七八，肝气衰，筋不能动。”男人到了56岁左右，由于肝气衰，筋的功能就出现了异常。如果肝之功能正常，则筋健且耐力强，也就不会阳痿了。也有一些男性，即便年龄很大，肝主之筋还没疲劳。

男人的肝可能比肾还重要

《万氏家传广嗣纪要》说：“阳痿而不起、不固者，筋气未至也。肝主筋，肝虚则筋气不足矣。”肝藏血，主疏泄，体阴而用阳，又肝与前阴密切相关，所以说肝之功能正常，肝气得以冲和条达，则气血旺盛，宗筋有赖肝血的濡养，用事之时以有形之血使阴茎胀大充盈，这对阴茎功能的维持起着极为重要的作用。

宗筋有两层含义。一是指前阴部，如《素问·厥论》说：“前阴者，宗筋之所聚。”二是专门指阴茎，在《素问·痿论》中有这样的记载：“宗筋弛纵，发为筋痿。”这个“筋痿”，就是指阳痿。

中医认为肝属木，喜条达而恶抑郁。肝的功能是主疏泄，可以调畅气机，让身体气血调和，同时它也可以调节情志。肝的疏泄功能正常，则气机调畅，气血调和，经络通利，宗筋得以濡养，用事自如。如果肝失去了其正常的疏泄功能，则气失于疏通畅达，形成气机不畅、气机郁结的病理变化，导致经络不通，宗筋失养；或疏泄太过，气机紊乱，升发太过，下降不及，形成肝气上逆、肝火上炎的病理变化，亦可导致经脉运行障碍，宗筋难得其养，发为阳痿不举。

是什么影响了男人的肝筋

不容忽视的是心理因素对男性阴茎勃起功能障碍的影响，其实现代社会有相当一部分阳痿是因为心理问题导致的。这可能是工作压力造成的，也可能是受到其他方面的打击造成的。

《素问·灵兰秘典论》说："肝者，将军之官，谋虑出焉。"人的情志活动有赖于气血的正常运行，而肝又能疏泄气机，使气血运行正常，所以人的情志活动与肝的疏泄功能密切相关。肝为"刚脏"，具有助心以出谋划策的功能，又由于肝主宗筋，所以男女欲交媾时阴茎的勃起是作为君主之官的心通过具有谋虑作用的肝而使宗筋发挥作用的结果。若肝之疏泄正常，气机调畅，则对精神刺激的耐受阈值就高，心情舒畅，气血调和，宗筋用事正常。若肝失疏泄或疏泄太过，可导致肝郁、肝火，使气机不行或紊乱，宗筋失养，谋虑不出，发为阳痿。

每个人对精神刺激的调节能力是不同的，心理素质存在差别，虽然遇到相似的精神心理刺激，但可能会有不同的反应和结果。多数人不会因为心理创伤导致勃起功能障碍，但有些人就有可能因此出现勃起障碍。比如，有的人因为社会人际关系过度紧张，或存在长期焦虑情绪，促使交感神经兴奋，释放去甲肾上腺素引起血管收缩、血清睾酮减少，而出现勃起功能障碍。在治疗这类阳痿中，我们往往可以加入一些疏肝理气的中药，比如枳壳、白芍、青皮等。

中医有"躁郁"这个病名，其与西医学的双向情感障碍类似。男科临床发现，早泄、阳痿患者多有烦躁、抑郁等精神心理症状，或轻或重。而且，临床上多见早泄与阳痿同时存在的情况。《说文解字》曰："躁，疾也。"故"躁"有动作急疾之义，与早泄（提早泄精）的微观病机很像。《丹溪心法》曰："郁者，结聚而不得发越也。"故"郁"有阻滞不通之义，与阳痿宗筋腾展无力的微观病机非常相似。所以患早泄和阳痿的男子多有躁郁之情绪。

另外，由于现代人饮酒、抽烟的比较多，故易内生湿热，循行肝经，湿热下注，所以肝经湿热是阳痿的常见病机之一。湿热留于肝经，湿则阻碍阳气，热又煎熬精血，日久气血阴阳皆为所伤。所以阳痿还是宜早治疗、早调理，往往通过整体改善体质，调和气血阴阳来得更有效果。在疾病初期，如果患者体内有湿热，可以用清利之法，如四妙汤、龙胆泻肝汤之类。但是，用苦寒的药物日久就会伤阳气，所以需扶正祛邪，采用健脾补气养血的药物。最后，湿热除了，怕还留有余邪，这时可用一些清利的药，比如蒲公英、竹叶、滑石等。

肝好对于男人来说很重要

无论是阳痿，还是慢性前列腺炎，很多都与肝郁气滞，肝失疏泄有关。肝如果疏泄不及，就可能会造成阳痿。肝气郁结、肝经湿热或瘀血阻络等，均可引起疏泄不及，导致阳痿的发生。如果肝的疏泄太过，又容易导致早泄。如阴虚火旺、肾气不固或肝经湿热等，均可引起疏泄太过，以致早泄。所以，需要从根源上去解决患者真正问题的所在，才能让他们保持健康。同时，平时的调养也尤为重要，只有肝气顺达，气血充盈，才可能性功能正常。

人究竟为什么会“一夜愁白了头”呢

我们经常听到有人因为情志过激，发生一夜白头的事情。比如，“白发三千丈，缘愁似个长”。伍子胥过昭关，一宿白了头发。练霓裳与卓一航相恋，然而因门派立场原因被人挑拨反目，练霓裳伤心欲绝、心灰意冷，深受感情打击致使一夜白头，后被人称为“白发魔女”。这些均能说明情绪的巨大影响力。

人是“形神合一”的整体

在历史上，一夜白发是确有其事的，其特征就是毛发迅速变白，甚至一夜之间从一头黑发变成了一头白发。出现这种情况，大多是因为情绪刺激过度。中医讲“形神一体”，形是神的载体，而神对于形也有巨大的影响。极度紧张、忧愁、恐惧的情绪，使体内发生一系列急剧的变化，而在极短的时间内出现了头发的黑色素脱失，造成了一夜白发的现象，这就是神对于形的影响。人体是一个统一体。西医学认为，当出现急躁、激动、焦虑和抑郁等情绪波动时，内分泌系统和神经系统的功能就会发生紊乱，这就造成了皮肤表面密布的毛细血管的收缩和舒张失去平衡。

情绪突变时，神经末梢就会释放出大量的使皮肤血管扩张的乙酰胆碱，从而导致皮肤和毛发发生病理反应。在临床中发现，确实除了遗传、慢性疾病、内分泌失调、营养缺乏等常见因素外，情绪的失常也可以使头发变白。学习和工作的忙碌、用脑过度、心灵长期受到刺激等都可使给毛发供应营养的血管发生收缩，影响毛囊制造黑色素的正常功能，而且其输入渠道也会受到阻碍，于是在短时间内就产生了大量的白发。基于以上白发产生的原因，在生活中，我们一定不要给自己太大的压力，要注意缓解紧张的情绪，调节自己的生活。只有这样，在平和心态的作用下，才不容易长出白发。

头发问题离不开肾

中医讲“肾主骨”“其华在发”。毛发的生长脱落，常能反映肾气的盛衰。肾气旺盛，则毛发茂密、乌黑、有光泽。肾气虚衰，则毛发稀疏、易脱落或变白、无光泽。有些患者是“少白头”，即年纪很轻就出现了白头发。曾经有患者对我说自己胆子特别小，还常疑神疑鬼的，再加上她脱发、白发的问题，我们就能想到这个人肾精一定不足。“肾在志为恐”，肾不好的人，通常胆小怕事，易大惊小怪，心理承受能力比较差。肾五味为咸，肾不好的人多喜欢吃咸的东西。肾五色为黑，肾不好的人通常是面色暗黑、无光泽的。

长白发皆源于虚

无论什么原因导致的白发，都是由虚造成的。即便是所谓的血热引起的“少白头”，其本质原因也是体内肝血肾精的耗散。从中医理论来说，发为血之余，又发表于肾，肾其华在发，故当心肾不交（多表现为失眠、神经衰弱），或先天禀赋不足，或思虑过度耗伤精血，或担惊受怕伤肾精时，头发都会变白。

正常情况下，人们通常在40岁后会长白发。这是因为随着年龄的增长，肾的精气逐渐衰减，不能荣养头发，所以会出现白发。这属于自然现象，也不需要治疗。但如果在一段时间内，突然头发变白，多是由于体内的气机紊乱，气血失调造成的，这时针对病因采取治疗，往往白发能重新变黑。

忧思过度使白发早现

中医认为“忧思伤脾”。忧思过度会损伤脾的运化功能，脾又能吸收水谷精微的营养而输布五脏六腑。当人处于长期的忧思中，就会影响脾的运化功能，导致毛发失去营养的供给，从而出现脱发、白发的情况。在生活中，人们不免会遇到事业不顺，或家人离世，或遭遇大病等情况，这时有人就会在短时间内长出许多白头发，甚至会在短期内头发全部变白。这既包括剧烈情志的影响，又包括长期忧思情绪的影响，才会加速白发的生长。

无论是情志抑郁，还是忧思过度，都会导致肝郁气滞，使气血运行失和，造成血不能荣养毛发而出现白发。这类人通常还伴有咽干口燥、消化不良、胸闷腹胀等症状，其中尤以压力较大的中年人最为常见。

第四章　六淫所伤

何谓六淫，它为什么会致病

六淫，是中医认为能够致病的外因，指的是风、寒、暑、湿、燥、火六种外来的致病邪气。这一观点源于《素问·至真要大论》，即“夫百病之生也，皆生于风、寒、暑、湿、燥、火”。看到这里，大家会觉得所谓的六种致病邪气在生活中似乎很常见，它们怎么就成了导致疾病的原因了呢？这是因为六淫源于六气，当不致病时我们将其称为六气，当成为致病因素时，我们就称其为六淫。六淫也是造成体象模型的表型虚实的主要因素。

六气如何成为六淫

大自然阴阳相移、寒暑交替、气候变化都有一定的规律和限度。正常情况下，风、寒、暑、湿、燥、火作为自然界六种不同的气候变化而存在，也是万物生长的条件，它们与人类和谐相处，对人体也是无害的，我们统称其为六气。但当气候变化异常，超过人体的适应能力，六气就成了六淫。比如，气候骤然突变的严寒酷暑、暴冷暴热，或者是非其时而有其气，如六月飘雪、春季应温而反寒（倒春寒）、秋季应凉而反热（秋老虎）或暖冬等。这些气候变化过于突然或急骤，超过了人体所能耐受的限度，这时候的六气就会由无害转为有害，变成了对机体有损害的致病因素，也就变成了可导致人体发生疾病的六淫。

六气还是六淫，由体质决定

在现实生活中，大家也会发现，即使同样身处严寒酷暑，有人得病，有人却没事，这又是为什么呢？气候的异常变化只是致病因素之一，更为重要的是人的个体差异。不同的人正气强弱不同，因此对自然界气候变化的适应能力也就各不相同。气候骤然变化，但正气强盛，尚能自调，这时候的六淫对这类人群来说是六气，所以也可以不生病。相反而言，即使是风调雨顺、气候宜人，若素体虚弱，正气不足，机体适应能力低下，这时候的六气也会成为六淫，导致这类人群感而发病。比如平和体质的人，面对严寒酷暑未必发病；而阳虚体质的人，夏日酷暑未必发病，而冬日正常的气候变化，也可导致其受凉，三天两头的感冒。

由此可见，任何气候变化都具有致病性和非致病性。对于体质强盛者而言，六淫也可不致病；对于素体正气不足者而言，六气亦可为病。发病与否除了与气候变化等外因有关外，更不能忽略人体自身状态，即体质在其中起到的关键性作用。这也体现了我们体象模型中里型体质对表型的“土壤”地位与作用。

为什么说“风为百病之长”

《素问·风论》提出了“风者百病之长也”，为什么这样说呢？一是因为风邪最易伤人，虽因受邪部位、病患体质及发病时令等条件的不同，其主要症状表现也各有差异，如寒中、热中、疮疡、肌肤不仁等，但这些风病一般均会有恶风多汗等共同症状；二是因为寒、热、暑、湿、燥、火之邪极易与风邪合并夹杂，纠缠不清，形成如风寒、风湿、风热、风燥等冠以“风”字的邪气；三是因为风动于四时，而四时之中的六淫之邪均可借风气的流动，侵袭机体而发病。由此可知，风为六淫之首，百病之始，其性动而不居，变幻不定。所以《素问·风论》又云：“至其变化乃为他病也，无常方，然致有风气也。”

受风头痛很常见，治疗要分清寒热

风邪头痛是常见的疾病。除了劳累过度、缺乏休息等原因，中医认为，伤于风者，上先受之，风邪侵袭也是导致头痛的重要因素。《脉因证治·头目痛》曰："伤风头痛，或半边偏痛，皆因冷风所吹，遇风冷则发，脉寸浮者是也。"头痛对患者的工作和日常起居都会产生不良的影响。另外，我们要注意的是，风邪既可以单独为患，也可与寒、热、湿等邪相兼为病。因此，中医治疗头痛也有寒热之分。

大家可能会遇到这样的情况，比如在冬天洗完头发后没有吹干，也没有做好头部保暖就出门了，或者工作繁忙，经常需要顶着寒风外出会谈业务，不少人就会因此"中招"，出现头痛、遇冷加重等不适，这个时候的头痛就是因风寒而起。这类头痛还多伴有四肢疼痛、鼻塞声重、恶寒怕冷、出汗不明显等症状，有时还会有流清涕、咳嗽等表现。因此，治疗时要辛温解表、疏风止痛，可服用温热的红糖老姜茶等发汗。这体现了我们体象模型中的表型中风寒要先解表，同时也顾及了中焦脾胃。红糖老姜茶在暖中焦的同时，又可促进发汗解表。

夏日烈日炎炎，室外气温高，大家没什么事也不会特意外出，平时都会待在屋里吹空调或风扇。这时候如果在室内待的时间过久，猛地一到户外，就可能会受到热气的侵袭，很容易出现风热头痛。还有一部分风热头痛患者是因为自身体弱，或者长时间户外工作，遇炎热天气，受风热之邪侵袭所致。另外，熬夜或者失眠，也是风热头痛不可忽视的病因。这类头痛多以胀痛为主，还会感觉身体发热、汗出不顺畅，有时候会伴有咽喉红肿疼痛、口干想喝水等症状。治疗时要以辛凉解表、宣散风热为主。同时要顾及中焦脾胃，饮食要清淡，多喝水，或适当服用祛火茶。最根本的是，平时没发病的时候就应注意提升改善里型体质。

受风身起疙瘩是怎么回事

有这样一种皮肤病，喜欢在受风之后出来"闹事"。皮肤上出现疙瘩，一片片、一块块的，由小变大，颜色发红，痒得厉害。如果用手去挠，可能会导致面积变得更大，而且会产生更痒的感觉。严重者，可能会从头到脚没有一块好地方，眼睛肿得都张不开了，嘴唇也变得很厚。有的人还会有发热、怕冷、咳嗽、气喘，或者肚子痛、泄泻等症状。得了这种病，有的人几天就好了，有的人却可能几个月甚至几年都好不了，反复发作。这种病发作无常，发无定处，此起彼伏，来得快也消得快。这其实就是我们常说的荨麻疹。提到荨麻疹，大家可能会觉得比较陌生，但如果说是“风疹块”“风疙瘩”，可能很多人就都知道了，甚至知道自己曾经也得过。荨麻疹是一种非常常见的皮肤病，很多时候它的发生与受风有关系，因此老百姓习惯把它叫作“风疹块”“风疙瘩”。

荨麻疹的发病原因非常复杂。自发性荨麻疹是找不到发病原因的，而诱导性荨麻疹是在各种诱发因素下出现的荨麻疹。其中，受风就是比较常见的一种诱导性因素。一般来说，主要是受凉风，尤其是出汗之后周围有凉风，特别容易发生寒冷性荨麻疹。中医认为，人体出汗时，如果遇到凉风，排汗过程就会受到一定的影响，导致人体汗孔的开阖出现问题，进而影响汗孔背后的营卫关系。受风邪侵袭是荨麻疹发病的一个原因，自身免疫力降低在发病中起的作用也不容忽视。从体质分型上说，往往气虚兼有过敏体质者容易发生荨麻疹。

荨麻疹一般来得快、消得也快，消退后也不会遗留痕迹，但有反复发作的规律，如果不注意可能会转为慢性。那么，得了“风疙瘩”要怎么办呢？要尽可能找到患病的原因。如是因受风引起的，要避免凉风，尤其在出汗的时候，同时建议少洗澡或者把身体擦干再出浴室，因为洗澡一般都是用热水洗，毛孔会变大，等出来的时候可能环境不是很密闭，着风就容易引起荨麻疹的复发。这是从表型上进行控制。另外，平素应保持好的生活习惯，不要经常熬夜，也不要过度劳累，通过健康的生活方式来提升体质和后天脾胃的运化能力。建议此类患者可以服用玉屏风散，方药组成为生黄芪 15g，白术 10g，防风 10g，煮水，每日 1 剂，分两次服用。

咳嗽反反复复总不好，分清寒热很关键

对于咳嗽，大家都很熟悉。一到变天的时候，尤其是秋冬交替时节，各

种急慢性咳嗽就开始“兴风作浪”。不只是成人如此，孩子也是一天到晚地咳。对于成人来说，会觉得咳嗽就是一阵子的事，扛扛就好了，要不就自己找点药吃。但对于孩子，家长都很重视，他们会把家里有的各种糖浆、颗粒，不管三七二十一，一股脑儿地给孩子喂下去，还有的人听说冰糖梨水、盐蒸橘子管用，都弄着给孩子吃。结果就是，怎么都不见好，还是一直咳，甚至有的孩子的状况越来越糟，咳得越来越严重。这是怎么回事，不都是止咳的药吗，怎么就止不住咳呢？

为什么咳嗽总不好

中医认为，咳嗽应分为外感咳嗽（风寒袭肺、风热犯肺、风燥伤肺）和内伤咳嗽（痰湿蕴肺、痰热郁肺、肝火犯肺、肺阴亏耗）。咳嗽类型多种多样，所以辨清病因很重要。

生活中，我们出现咳嗽，有时也会不假思索地直接选择一些中成药，如果治疗不得当，反而会加重咳嗽。比如川贝枇杷露、急支糖浆等常用的药物，有的人会说之前咳嗽喝了它们管用，怎么这次越喝咳得越厉害呢？川贝枇杷露性凉，具有清热化痰、润肺散结的功效，它主要是针对风热咳嗽的，如果是寒咳以寒凉药来治疗，犹如雪上加霜。同样，如果是热咳，用热药，如麻黄、细辛、干姜之类的药物，相当于火上浇油，咳嗽只会越来越严重。再拿大家熟知的冰糖梨水和盐蒸橘子来说。冰糖梨水，梨子性寒，可以起到滋阴润燥的作用，适合治疗热咳；而盐蒸橘子则适合治疗受凉感冒后的寒咳。所以，对于咳嗽我们不能一概而论，不是说这个药治咳嗽不管用，也不是说冰糖梨水或盐蒸橘子就能治好一切咳嗽，究其原因，我们只有弄清楚为什么咳嗽，才好用药。在治疗咳嗽的时候，首要看清其“真面目”，除了区分寒咳和热咳、属于表实证还是表虚证外，还要根据中焦脾胃及患者体质情况，组成一个方剂来进行个体化治疗，才能标本同治。

咳嗽反复，日久势必损伤正气

我之前遇到过一个二十多岁的女孩子，正是处在风华正茂的年纪，但是她一般不参加集体活动。问她为什么，她说总觉得身体没劲，说话也有气无力的，和同学一起出去逛街，走一会儿路就气喘心慌，要是去爬山，甚至会觉得心要从胸口蹦出似的。她跟着大家一起出去，总觉得自己拖后腿，日子久了就不想出去玩了。大家可能会有疑问，年纪大了身体功能下降可以理解，但是这个女孩年纪轻轻的怎么会这样？她说她是因为一年多以前受凉后开始咳嗽，当时觉得自己年轻，咳嗽也不是什么大事，过一阵就好了，便没去治疗，结果导致迁延不愈，反复咳嗽，日久伤了正气，逐渐表现出气虚体质的特征。针对这样的人，我们一定要注意，在发病与不发病的时候都要调理其体质和脾胃以增强正气。

怎么区分寒咳、热咳

在咳嗽发作时，很关键的一点就是要区分其寒热属性。怎么分辨寒热咳嗽呢？从以下六个方面进行对比，就很容易分清楚了。

【看季节】

寒咳：感受风寒所致，多见于冬春两季，或夏季吹空调受凉。

热咳：感受风热所致，以夏秋两季较多见。

【看咳嗽】

寒咳：咳嗽断断续续，声音比较低。

热咳：阵发性的剧烈咳嗽，咳声嘶哑，甚至会影响睡眠。

【看痰液】

寒咳：白痰，痰质稀薄。

热咳：嗓子中有黏痰，或者黄痰。

【看鼻涕】

寒咳：以白色的清稀鼻涕为主。

热咳：以黄色或黄绿色的浓稠鼻涕为主。

【看舌头】

寒咳：舌苔白。

热咳：舌苔黄，舌尖红。

【看伴随症状】

寒咳：头痛，身体痛，不出汗，怕冷，怕风。

热咳：咽喉红肿疼痛，身上有汗，怕风。

中医一般是怎么治疗咳嗽的

一般对于寒咳来说，要选择疏风散寒的方剂，如小青龙汤、通宣理肺丸等。对于热咳来说，要选择疏风清热的方剂，如桑菊饮、麻杏石甘汤等，黄痰可加鱼腥草。在清代名医程钟龄所著的《医学心悟》里有一张专门用来止咳的方子，叫止嗽散。程钟龄是这么评价这张方子的，“此方不寒不热，温润和平，既无攻击过当之虞，大有启门驱贼之功，是以客邪易散，肺气安宁”。由此可以看出，无论是新咳、久咳，还是寒咳、热咳，都可以用这个方子。但大家要注意，咳嗽本身是比较复杂的，引起咳嗽的原因也有很多，所以大家不要自己生搬硬套，还是要在医师的专业指导下用药，以防贻误治疗时机。

有的人咳嗽只觉嗓子干痒，有的人咳嗽却声嘶力竭。很多人急于用复方甘草片等镇咳药，希望快速改善症状。但这可能会导致气道的分泌物难以排出而加重呼吸道症状，尤其对于儿童，更要慎用此类药物。咳嗽的同时需要化痰，让分泌物容易排出。需要提醒大家的是，有脑血栓、脑血管破裂或血管瘤病史者，应避免用力咳嗽。除了吃药外，日常也要做好相关的预防保健工作。平时要注意锻炼身体，提高抵抗力；根据大气及环境变化，适时增减衣物；平素少食肥甘厚味，咳嗽期间应以清淡饮食为主，适当进食银耳、百合、枇杷等以滋养润肺，忌食鱼腥虾蟹。如果咳嗽时间过长，超过三周都不见好转的话，应该到医院做胸部 X 线检查或做肺功能检查，以明确诊断，对症治疗。

有些咳嗽患者会觉得痒的症状比较明显，大家一定不可忽视此类情况，因为这种咳嗽可能是咳嗽变异性哮喘，与过敏有非常大的关系，所以需要加入一些抗过敏的药物，中药可加乌梅、蝉蜕等，平时也要调理好过敏体质，可以吃玉屏风散、灵芝来增强体质。

如何运用“新三辨模式”与体象模型进行个体化开方

我们根据“新三辨模式”，可对咳嗽的患者进行辨体－辨证－辨因，再结合体象模型看诊。首先了解患者本来是什么体质，目前患的是什么证，分析这次咳嗽的病因是什么。比如，一个气虚体质的人感受了风寒之邪而发生咳嗽，也就是“气虚质－风寒证－风寒”。然后我们把其放入体象模型中，分析目前状况是表实还是表虚，以及中焦脾胃吸收情况如何？如果是表虚，同时也吃不下东西，体质也是虚性体质，那么就是坤卦模型——表虚里虚中焦虚型。在治疗这种咳嗽的时候，一定要多顾及中焦脾胃和体质本身就是虚的情况，加入一些健脾胃和补肺气的中药来治疗咳嗽，所以可以用杏苏散加茯苓、生黄芪、白术等，在治疗咳嗽的同时培土生金、补气，以增强体质。

“十病九湿”是怎么回事

在致病的风、寒、暑、湿、燥、火六淫邪气中，困扰人们最多的就是湿邪。湿是最容易渗透的，它从来不是“孤军奋战”，而总是要与其他邪气“狼狈为奸”。与热在一起，叫作湿热；与寒在一起，叫作寒湿；与痰在一起，叫作痰湿；与风在一起，叫作风湿；与暑在一起，又叫作暑湿。湿气如果在皮下，就会导致肥胖、痤疮、湿疹……总之，湿就是这么“难缠”。所以，湿气经常被称为“万恶之邪”“万病之源”。而确实生活中的很多问题都与湿气过重有关，它会对人的健康状态产生严重的影响。

湿是如何产生的

在中医理论中，湿气有外湿、内湿之分。外湿来源于环境，比较好理解，比如气候潮湿，光照条件比较差或涉水淋雨、穿湿冷衣服、居住环境潮湿等情况，都有可能使外在湿邪侵袭人体，加重体内湿气，影响正常机体功能。天气越来越热，外界的湿气也越来越重，尤其是在长夏，即农历六月，是一年中湿气最盛的季节。

关于内湿，它一方面源于自身，多是由人体自身的脏腑功能协调失衡所生，最常见的是由脾虚失其健运功能，水湿积聚体内后形成的内湿。让人产生内湿的主要原因是一些不良生活习惯。现代人的生活方式与前人大不一样。生活压力大，运动少，吃饭、作息都不规律，又喜好膏粱厚味，常吃烧烤、喝冰啤酒，四季离不开冰激凌，口味重，再加上冬季暖气过足，夏季空调不断，这些因素就造成外常为寒气环绕，内有湿不能越，从而影响机体自身功能的调节，湿邪乘虚而入。长此以往，伤害的是脾胃。脾是运化水湿的，脾受到伤害，水湿不能被完全运化，就在身体内堆积。所以，大便不成形意味着脾虚，也意味着体内有湿气。另一方面，内湿的产生也受外界环境中的湿气影响。

湿邪缠绵，最伤阳气

湿为阴邪，首先容易损伤阳气，而脾又喜燥恶湿，所以湿邪最易伤及脾阳，表现就是容易拉肚子，受不了一点凉，喝点凉的或是感受到凉气，肠胃就受不了了。阳气被遏，致湿在头部，清阳被困，就会表现出头重如裹。湿邪弥漫全身，阳气不得敷布，就会全身不舒服，四肢懈怠。以上皆是湿邪困遏的表现。湿邪侵入关节，气血不畅，故出现酸痛；湿性重滞，故感受重着，临床称此种痹证为着痹。

湿邪往往重浊趋下，也就是说湿气容易往下走，所以有湿邪的人会感到头目昏沉、身体沉重不爽或倦怠乏力等。有湿邪的人总是有浊，浊为秽浊。所以，我们可以看到有些人面上如同有层污垢，同时还有眵多、小便浑浊不清、腹泻、破溃流脓等表现。湿邪容易滞留于脏腑经络，阻遏机体气机，使气机升降失常，清阳失宣，所以会有头胀而痛、胸前作闷、体倦、身重而痛等症状。湿邪还有个重要的特征就是它特别“难缠”，得了与湿邪相关的疾病，不是黏滞，就是缠绵难退。我们可以从症状上看到，此类患者会有口中黏腻、大便黏滞不爽、尿涩滞不畅等表现，且病情缠绵难退，反复发作，不易治愈。

“十病九湿”是真的吗

很多人认为湿是南方的“专利”。其实不然，北方亦多湿。南方多以外湿为主，北方多以内湿为主。根据一组专业数据显示，至少有140种疾病是因湿气引发的，而且往往是那种顽固性湿气，相关的疾病有肥胖、湿疹、水肿、腹胀、口臭、痤疮、关节炎、肠胃不适、尿路感染、女性白带增多、阴部瘙痒等。因此，“万恶之邪”“万病之源”对于湿邪来说是实至名归的。

经常会听见人们这样说，“千寒易除，一湿难去”“湿性黏浊，如油入面”。这些话都是用来形容人体内的湿气过重，黏滞不爽，很难清除，从而影响人的状态，让人无法提起精神来。湿邪往往会引起一系列的证候，如头胀而痛，胸前作闷，口不作渴，身重而痛，发热体倦，小便清长，舌苔白滑或白腻。对于处在青春期的人来说，脸上、后背长痤疮是常见的情况，一般过了这个阶段，痤疮就会消失了。但有些人年龄已经不小了，身上还时不时地冒出痘来，甚至还很多，个头也挺大，我们常开玩笑地说他们这些人“青春不再，痘还在”。虽然是玩笑话，但也说明体内湿气会影响机体的内分泌功能，从而导致一系列的症状和表现。

现在生活水平提高了，有些人总喜欢吃各种各样的保养品。有的保养品吃完以后感觉挺好，有的却没有获得宣传的效果。我们先不论你是否真的需要这些保养品所含的营养元素，单说如果湿邪不除，其实吃再多的保养品也只是隔靴搔痒，身体是没办法吸收的。另外，还有一点也值得大家关注，即湿邪过重可能会引起顽固性肥胖，而肥胖又会引发一系列的疾病，如高血压、高血脂、糖尿病，甚至恶性肿瘤等。由上可知，湿邪对于身体各项功能的正常运行，都是有较大影响的。

经常居住在潮湿环境，或者经常让身体受湿受潮的女性，体质会比较差，在经期前后会有四肢疲倦、低热难退等表现，同时还会出现月经量少、痛经。阴道炎除了与感染源有关，还与体内湿气有关。属于湿热体质或喜欢吃辛辣油腻等食物的人，容易造成内环境火旺、湿气重，从而易诱发阴道炎或导致阴道炎反复发作。对于这类人的调理，要先从给身体祛湿入手。

湿气重的六大信号

【信号一：舌苔厚腻】

舌为心之苗，又为脾之外候。自己照镜子的时候，如果发现舌苔白厚，看起来滑而湿润，则说明体内有水湿；舌头边缘还伴有非常明显的齿痕的话，一般代表脾虚。如果舌苔粗糙或很厚、发黄发腻，则说明体内有湿热。如果还伴有面色晦暗且发黄，早晨起床时眼皮浮肿或眼袋明显，则说明体内的湿气比较重。

【信号二：没胃口】

湿气重的人会出现没有原因的胃口不佳、胸闷腹胀。到了该吃饭的时候，没有饥饿的感觉，吃一点东西就感觉胃里很胀，在吃饭过程中还有隐隐的恶心感。这种现象意味着脾胃功能较弱，体内湿气过重，湿邪阻碍中焦脾胃运化。且这种现象更容易出现在夏季。

【信号三：大便不成形】

正常的大便是软硬适中的条形。如果湿气过重，会造成湿气黏肠，导致大便像熟过度的香蕉一样软烂、黏腻。因此，大家在上厕所的时候，观察一下大便，如果不成形，说明脾虚有湿；如果大便不好冲，黏在马桶上，一箱水还冲不净，而且总有排不净的感觉，说明体内不仅有湿，还有热。

【信号四：精神状态差】

中医说，"湿重如裹"。湿气重会影响细胞间的通透性，就像一床湿棉被盖在人的身上一样，会让你有胸闷的感觉，长呼一口气才舒服。体内湿气重的人大多缺乏运动，常感觉头沉、四肢沉，身体特别疲乏，小腿发酸，人也懒得动弹，还爱犯困，早晨起床总觉得没睡醒，想起又起不来。

【信号五：爱出油，爱长痘】

这类人脸部爱出油，看起来油光满面的，没事拿着吸油纸擦一下。头发油得特别快，有的人甚至说如果条件允许，恨不得一小时洗一次，如果一天不洗，头发就成一绺一绺的了。皮肤总爱起疹子，有的长在脸上，有的长在背上，还有的长在皮肤褶皱的地方。有时手脚会起小疱疹，甚至脱皮。

【信号六：刷牙恶心，口气大】

有些人一刷牙就犯恶心，嗓子里边总觉得有什么东西似的，想吐又吐不出来，类似于中医的“梅核气”。还有些人一说话，别人就能闻到其口气特别大，他自己也知道，所以有时候会刻意地用一些漱口水。

祛湿五大招

【第一招：越懒越要动】

体内湿气重的人大多平时饮食不节，偏嗜荤腥油腻之物。他们常常会感觉身体沉重而不愿活动，但越是不爱运动，体内湿气就越多，久而久之，恶性循环，导致湿气入脾，引发一系列的病证。运动可以缓解压力，促进机体功能的正常运转，加速湿气排出体外。如跑步、健走、游泳、做瑜伽、打太极等，均有助于气血运行，促进水液代谢。

【第二招：避开湿气重的环境】

人体内产生湿气，除了与自身代谢的问题有关，还有很大一部分原因和环境有关，如经常处于潮湿、阴冷的环境中，就容易导致湿气侵入体内。所以，在日常生活中要注意以下情况。首先，不要直接睡地板。关于这方面我们常有体会，直接坐在地上会感觉到有凉气。地板本身湿气重，直接坐上去会让湿气容易入侵体内，造成四肢酸痛。其次，潮湿下雨天尽量减少外出，避免淋雨受湿。再次，不要穿潮湿未干的衣服，不要盖潮湿的被子，洗完澡后要充分擦干身体、吹干头发。最后，房间内的湿气如果很重，建议多开窗透气，如果外界湿气也重，还可以打开风扇、空调，借助这些电器保持空气的对流，降低湿度。

【第三招：饮食清淡适量】

湿气重的人，喜欢辛辣油腻之品，平时烧烤、火锅、麻辣烫吃不停，还要配上冰镇饮料或啤酒。消化系统关系到营养及水液的代谢。对于肠胃最好的保养方式就是适量、均衡饮食。辛辣油腻之品不易消化，容易造成肠胃闷胀、发炎。甜食和油炸食品会让身体产生过氧化物，加重炎症反应。生冷食物或凉性蔬果，会让肠胃的消化吸收功能停滞，故不宜经常食用。饮食尽量以清淡为主。

【第四招：养脾胃是治本之道】

湿气形成的根本原因在于脾胃的运化功能不足。因此，若想祛除湿气，还需从脾胃养起。脾胃好了，湿气也就没有了。《黄帝内经》中记载了一款食疗祛湿的方子，以赤小豆、薏苡仁为主。其中薏苡仁性寒，通过细火炒制以减轻寒性，避免伤脾。同时辅以大枣、枸杞子、荞麦、葛根，滋补脾胃；再加上冰糖，起到补中益气、和胃润肺止咳的功效。在湿气祛除之后，可以用四君子汤药味煲汤，有健脾养胃的功能。此外，还可以通过食疗达到健脾祛湿的功效，可用怀山药、茯苓、薏苡仁煲汤等。

【第五招：妙用葱、姜】

葱、姜不仅是家里常用的调味料，还具有不可替代的药用价值。例如，我们可以尝试在家里煮一碗热辣辣的姜汤，将体内的湿气逼散出来，待到全身发过汗以后，病证就会有所缓解。这个办法同样适用于淋雨后预防感冒。此外，对于某些寒凉之品，可在烹调时加入葱、姜，以降低其寒凉性质。

中暑要分类型，藿香正气水千万别用错了

六淫中的暑邪是与季节非常相关的一种外邪。随着夏季暑热的加重，很多人会有中暑的症状。而这个时候千万要懂得区分是哪一种中暑，再选择相应的措施，否则就会适得其反。藿香正气水也不是万能的，喝错了不但没有效果，反而还有可能酿成酒驾，使情况变得更糟糕。

暑是一种什么样的邪气

之前我们说过，大自然中的风、寒、暑、湿、燥、火六种气过度了就称为六淫。而暑是其中唯一一个只能外感的邪气，其他五种邪气除了外感，还会有内生的可能，这是暑邪非常大的一个特点。另外，其还有一个很显著的特点就是，因为它是生于外界大自然的，所以在时间上有明显的季节性。《素问・热论》有这么一句话："先夏至日者为病温，后夏至日者为病暑。"如果是在夏至以前感受病邪，也就是热邪，发病了我们就称其为温病；如果是在夏

至以后，再感受热邪而发病，那就是暑病了。所以，这是暑邪非常显著的两个特点。

从邪的性质上来说，暑邪为火热之气所化生，属于阳邪。所以，我们也可以看到感受暑邪者，往往会出现高热，汗大出，口大渴，心烦，脉洪大等一派阳热之象。古人称“夏暑发自阳明”。暑邪侵袭人体，会使腠理开而出大汗。因为暑邪的性质是热的、是耗散的，容易消耗体内的津与气，导致气阴两虚，所以大渴使人失去精神和力气。另外，严重的暑邪会扰动心神而致心烦不宁，出现神志症状，甚至突然昏倒，不省人事。所以，中暑时如果不及时处理或是以错误的方法处理还是挺危险的。

暑多夹湿

正是因为暑邪具有季节性这一特点，所以暑多夹湿。我们可以看到夏季气候炎热但雨水增多，环境常多雨潮湿，湿热弥漫于整个空间，故暑邪常兼夹湿邪侵犯人体，形成暑湿证。此类患者临床既见暑热，又见湿阻的证候，如四肢困倦，食欲不振，胸闷泛恶，大便溏泄，苔腻，脉濡等。另外，内湿素盛之体，最易感受暑邪，也可造成暑湿相合为患。暑邪为病，可有伤暑和中暑的不同。伤暑是连续的暑气伤了气阴，起病比较慢，病情较轻；而中暑发病急骤，暑热闭窍，病情一般较重。

中暑分阴阳，藿香正气水并不都适用

我们平时在中暑之后最先想到的就是用藿香正气水治疗。然而，并不是所有的中暑都适用这个药，用不对反而火上浇油。因为中暑有阴暑和阳暑之分。

阳暑最直接的病因就是高温。它一般是指夏季长时间直接暴露在高温下而引起的暑伤。证候表现主要有高热、心烦、口渴、多汗，呈一派大热之象，且舌苔黄干，脉象洪数。我们所说的热射病其实就是阳暑中比较严重的情况。阳暑是热病，要用凉药来治，可以来碗绿豆汤，以清热解毒，也可服用“夏日天然白虎汤”西瓜翠衣或清络饮，但注意不要过量食用，以免损伤

脾阳。以上方法多用于预防中暑或治疗暑热轻症。白虎汤、人参白虎汤，则是用于治疗中暑或暑热重症。像热射病这种一开始就出现意识障碍，如谵妄、惊厥、昏迷，且涉及多器官功能障碍的严重致命性疾病，一旦发生就要赶紧拨打 120，送医院急诊治疗。

而阴暑是那种在夏季感受了寒凉而导致的中暑，多由于贪凉饮食，或者吹空调、风扇不注意受了凉所致，而且往往是脾胃直中，会出现一些脾胃不适症状，如恶心、腹胀、腹泻等。同时，患者主要有发热、恶寒，但是没有汗，因为被寒湿郁阻在里面了。其他湿气困阻的表现有倦怠，身痛沉重，神疲乏力，舌淡，苔薄黄，脉细等。

中阴暑的人相比中阳暑的人来说，最明显的症状是体表温度高但不出汗，需用热药温中发汗，可以给他们煮一碗热腾腾的姜糖水喝，令其出一身汗，以打开原本闭塞的毛孔，也可以给他们服用藿香正气水之类的药，以散寒化湿暖中。在服用藿香正气水时需注意，其气味比较“冲”，有些人受不了反而会加重呕吐，所以也可以换成滴丸、胶囊等剂型。但该药不适合经常喝，其对身体有一定的不良反应，毕竟“是药三分毒”。藿香正气水中除了含有陈皮、苍术、白芷、茯苓等中草药，还含有 40%～ 50%的酒精成分，所以要注意开车时尽量不要吃这个药。

燥邪最爱侵袭哪儿

燥邪致病有外燥和内燥之分。这里说的燥指的是自然界干燥的气候或环境状态，多在秋季出现。秋天自古又被人们誉为“金秋”，这个时期有金黄色的树叶铺满道路，树上还有金灿灿的果实，所见之处皆为金黄色。但就是在这种美好的季节里，干燥气候或环境状态会使正气虚弱或体质阳盛的人发生疾病。对这些人来说，秋高气爽所形成的燥气便成为致病的六淫。

肺为华盖，最易受燥邪侵袭

中医认为“肺为华盖”，盖有伞的意思，华盖是指古代帝王坐的车子上伞形的遮蔽物。如果大家看过古装剧的话，就会知道古代帝王出行的时候，旁边会有侍从撑起宽大的华盖。为什么肺被称为华盖呢？《灵枢·九针论》曰："肺者，五脏六腑之盖也。"《素问·痿论》说："肺者，脏之长也，为心之盖也。"吴克潜在《大众医药》中对肺的解释为："肺居五脏最高之部位，因其高，故曰盖。因其主气，为一身之纲领。恰如花开向荣，色泽流霞，轻清之体，华然光彩，故曰华盖。"因此，我们可以知道，从位置上来讲，肺在体腔中居最高位，具有保护诸脏、抵御外邪的作用。心为君主，肺叶下垂蔽心，就像君王的伞盖一样，因此才被称为华盖。

中医认为"肺为娇脏"，意思是肺脏清虚娇嫩而容易受外邪侵袭。肺外合于皮毛，开窍于鼻，与天气直接相通，所以外邪侵犯人体，不论是从口鼻而入，还是侵犯皮毛，都容易犯肺而致病。同时，"金秋之时，燥气当令"，且肺五行为金，与秋相应，两者相合，使燥邪更容易伤肺。

燥分温燥与凉燥

从处暑开始，气温逐步降低，秋意也一天天变得明显。《月令七十二候集解》言："处，止也，暑气至此而止矣。"所以，处暑这个节气宣告了炎热的暑气正式结束，而秋燥要开始占上风了。

《黄帝内经》有"燥胜则干"的论述。所以到了秋天，我们会觉得皮肤有些干，甚至有些人的皮肤会起皮；有时候鼻腔也会有干痒的感觉，甚至还会流鼻血；天热的时候出了很多汗，就会口渴想喝水，可到了秋天，气候凉爽，没出什么汗，却也总是想喝水；头发会很毛躁，还爱掉；小便短少；原本大便正常的会出现大便干燥，原本便秘的会更加严重。以上这些都是因为燥邪侵袭人体，再加上体内的津液经过暑热的耗损，开始收敛而不外泄，减少了对口鼻皮毛的濡润，所以出现干燥现象。此外，燥邪犯肺，肺失濡润，宣降功能失常，有时候会出现干咳。

但是燥邪致病，并不只有干燥和伤津液这么简单。与属阴的寒邪和属阳的热邪相比，燥邪比较特殊。它既可以与热邪相结合，发为温燥，又可以与寒邪共同侵袭人体，发为凉燥。针对温燥与凉燥，我们采取的治疗和预防养生的方法是不一样的。

初秋时期，虽然处暑过后暑邪已尽，但气候仍带着几分未尽的燥热。秋高气爽、万里无云，也导致空气的可穿透性特别强，此时的阳光就显得格外刺眼，这也就是我们常说的“秋老虎”。暴烈的秋阳使燥与热相合，就会发为温燥。温燥除了会导致干咳、声音嘶哑、鼻唇干燥等不适，还会因热灼伤肺络，而使患者伴有咽喉痒痛、胸痛、流鼻血、痰黏难以咳出甚至带有血丝的症状。到了深秋，暑热完全退去，天气也逐渐转凉，邪气更多的以寒凉为主，早晚温差大，如果不注意增添衣服，就容易受凉风侵袭，寒邪与燥邪交错，也就形成了中医里面的凉燥。凉燥的根本原因不仅有津液不足，还有受凉以后，因为寒主收引而气机凝滞，导致津液不能输布全身。这个时候，我们除了能够感受到鼻腔口唇干燥，还会有怕冷、流鼻涕、头痛等伤风感冒的症状。

在中医的治疗方面，温燥才用得上我们秋天常备的养阴润燥、滋补津液之品。比如将银耳、百合、杏仁、莲藕、莲子等入粥食用，也可以煮一些润燥止咳的雪梨汤。如果已经有比较严重的温燥症状，可加入疏散风热、清热解毒的桑叶、菊花等以清除热邪。对于凉燥，则不适合服用清凉养阴的食材或药物，而是要用温热辛通之品促使津液生发，让它能够正常地流到全身。比如将紫苏叶、桔梗、生姜等煮水饮用，也可配合泡脚令稍稍发汗，从而达到祛邪外出的目的。

秋季腹泻需慎防

秋季除了需要注意我们前面说到的各种与干和燥有关的疾病外，还需要特别注意预防急性肠胃炎。随着天气转凉，昼夜温差较大，寒邪和燥邪容易合并侵袭人体。如果这时候不注意饮食，很容易引起功能性消化不良、慢性胃炎、消化性溃疡、感染性腹泻及慢性肠炎等胃肠道疾病的发生或复发。

秋季腹泻中有一种为西医学所说的由轮状病毒引起的急性胃肠炎。它具有起病急、传染性强的特点，多见于0.5～2岁的婴幼儿，是影响小儿身体健康的一种多发病。秋季腹泻的发病虽在秋分开始，但多集中在立冬至小雪之间流行。根据运气学说可知，一年主气之中，“阳明燥金为五气，主秋分后六十日有奇（秋分至小雪）”，故立冬至小雪之间正是阳明燥金较盛之时。秋季腹泻集中在此时发病，首当责之于燥邪。

中医认为，小儿阳常有余，阴常不足，肝常有余，脾常不足，为燥邪易感之体，故多罹患本病。我们前面提到燥邪伤人，多以干和燥的症状为主，为什么会导致腹泻呢？在《素问·六元正纪大论》中有“燥极而泽”的说法，意思是燥至极点反见湿象，这与“重寒则热，重热则寒”的现象同理。因此，重燥则湿，燥邪伤及胃肠即可引起泄泻，这也是秋季腹泻的病机特点。

对于此病，中医治疗的总体原则为升清降浊，清燥止泻，并根据不同体质和脾胃情况加减施治。在日常饮食中一定要注意食品卫生，吃饭要有规律，不要暴饮暴食，应尽量少吃刺激性的食物。另外，适时添加衣物，夜间睡觉时盖好被褥，重点做好腹部保暖，平时调理好脾胃运化功能，这些都很重要。

上火是怎么回事

一到夏天，外面的大太阳火辣辣地炙烤着大地，酷热难耐，人也跟着心烦起来。每到这时候，大多数人就会胃口不好，甚至有些人还会出现“苦夏”的表现。火锅、烧烤、麻辣烫，再配上冰镇啤酒，就成了许多人夏日消暑的标配。晚上兴奋，休息不好，第二天就出现了牙龈肿痛、口腔溃疡等症状。这时候会有人说，你这是上火了。每个人几乎都可能遇到过上火，但要问他什么是上火，为什么会上火，如何治疗上火，好像又说不清楚。

火有哪些种，什么是上火

既然提到上火，那我们先来了解一下火。中医将火分为正和邪两类，正气之火即少火，其中又可分为君火和相火。君火是心之阳气，相火是肝、肾、胆、膀胱、心包、三焦之阳气。其中，肾之阳气又称命门火或龙火，肝之阳气也叫雷火。上面提到的君火仅就正气而言。比如，心火过于旺盛，我们不能说是君火旺盛，一般称为心火炽盛；而相火却包含正气和邪气两个方面，过旺时谓相火妄动。

我们常说的上火，是泛指邪火由下上窜而引起的一系列头面部表现。为什么上火一般表现在头面部呢？这与火邪的特征有关系。火对于我们大家来说都很熟悉，平时家里做饭用的火也好，生活中与火有关的物件也好，我们会发现火苗是往上蹿的。因此，“火性炎上”是火邪的一个重要特征，也是上火会导致头面部易于中招的原因。从运气学说来看，夏季主火，火与心气相应。但是火邪并不像暑邪那样具有明显的季节性，也不受季节气候的限制。

说到这里，大家可能会有疑问，火与温、暑、热之间该怎么区分呢？从根本上来看，这四者的性质基本相同，但是其中又有区别。对于温与热来说，温为热之渐，热为温之甚，两者只是程度不同，因此常以温热混称。而暑与热均是热邪，暑独见于夏季，纯属外邪；而热邪为病一般不具有明显的季节性。就温、热、火而言，温能化热，热能生火，温为热之微，热为温之甚，热为火之渐，火为热之极，所以三者在程度上还是有一定差别的。

为什么会上火

根据中医五行的理论，夏季属火，此时自然界的阳气最为旺盛。同时，人体阳气在夏季也是最为旺盛的。两相结合，所以相对于其他季节来说，夏季更容易发生上火。其他季节也有很多上火的人，这是因为除了外因，上火与内在体质还有重要关系。湿热体质和阴虚体质是最容易上火的两种体质类型。

夏季天气炎热，人们会大量出汗，津气也随着汗液而耗散；还有些人长期熬夜，也会导致阴液耗损。这些都会表现出阴虚火旺的虚火证候，导致在疲劳后出现牙龈肿痛、口腔溃疡等上火症状。

另外，现在的人工作压力大，精神紧张。中医认为，肝具有疏泄的功能，喜条达而恶抑郁，精神紧张常可导致肝气郁结，郁结日久则可化热化火，就会出现各种上火症状。尤其是在春天，肝木比较旺，这种情况会更加常见。除了肝火外，精神紧张、烦躁焦虑常会导致心火旺。中医认为，心主神明，精神活动常常影响到心。心开窍于舌，心火旺常会导致出现口舌生疮及心烦、小便黄等症状。

同时，饮食也是我们不能忽略的重要因素。过食羊肉、酒、辣椒等高热量、刺激性的食物，也是上火的重要诱因。大家都知道，冬天适合吃羊肉，夏天吃了却容易上火，这与它本身的性味有关系。但是在夏天，大家都很喜欢烤羊肉串加啤酒的搭配。羊肉属于肥甘厚味，如果摄入过多，容易形成食积而化火。另外，瓜子、花生等炒货也会导致上火，这些食物大都属于温热性质，经过高温炒制之后，使其温燥之性更强。除了酒之外，还有辣酱，这些都属于辛温之品，食用过多也会导致出现牙龈肿痛、口臭、大便秘结等胃火证候。

有研究发现，一些容易上火的患者，在上火间歇期，也就是没有出现上火症状的时候，体内仍存在较强的炎症反应，而这些患者又大都为湿热体质，说明上火易感人群具有一定的中医偏颇体质的特征。另外，人体口腔菌群和肠道菌群与上火的发生密切相关。上火患者属于肠道拟杆菌门的肠道微生物显著减少。有研究发现，拟杆菌门细菌在加固肠黏膜，维持肠道功能，促进脂肪酸氧化等方面都具有重要意义。另外，肥胖者肠道内的拟杆菌也显著减少。对口腔菌群的研究结果发现，上火患者口腔中存在一些机会致病菌。由此可见，菌群变化与饮食、炎症反应等都有密切关系。

要分清实火还是虚火

大多数人的上火症状是一过性的，持续时间较短，一周左右基本就能痊愈了。中医认为，这类上火是实火导致的。还有一部分人，经常发生上火，此起彼伏，上次的还没好利索，这次又开始了，感觉自己平时已经很注意了，一不小心还是会“中招”，甚至有的人都不知道自己为什么会上火。这类人基本每一次上火持续的时间都比较长，但症状相对较轻，局部红肿热痛不明显。中医认为，这样的上火是虚火导致的。

从西医学的角度来看，上火的实火表现相当于各种因素导致人体内环境失衡而出现的一种急性炎症反应，虚火则与慢性炎症类似。虚火的上火一般表现为炎症反应持续时间较长，机体虽然启动了一些保护性的抗炎反应，但仍不足以消除炎症。

消除上火，防治结合很重要

根据上火程度的不同，治疗方案是不一样的。症状比较轻的患者，通过调整生活习惯、去除诱因等方式可不药而愈。比如，因过食肥甘厚味引起的上火，可以通过清淡饮食、减少热量摄入等措施，使整体症状得以缓解；因精神紧张或过度疲劳引起的上火，可以通过精神放松、适当休息等措施，使整体症状得以缓解。另外，现在的一些凉茶，虽有清热泻火、养阴生津的功能，但要避免大量饮用。

如果症状比较严重，还是需要中医辨证治疗。在体象诊疗模式中，知道体质是虚是实，对了解虚火、实火具有重要意义。如果是阴虚体质，那么一般是虚火；如果是湿热体质，那么一般是实火。然后再根据表型和中焦虚实对应开方。

整体上采取实火宜泻，虚火宜补的原则，根据个体证候的不同，分而施治。属实者，宜以清热、利湿、解郁为主，可酌情选用银翘散、枳实导滞丸、丹栀逍遥散等；属虚者，则应以益气、滋阴为主，可选用补中益气汤、知柏地黄丸等为基础方。

同时，中医对于上火有很多的外治法，如散剂、膏剂外用，包括冰硼散、西瓜霜；也可以选择一些具有清热、益气作用的穴位进行针灸、按摩。除了治疗，中医同样注重预防，即中医的治未病。平素可以选用药食同源之品进行调理，如实火可选用金银花、菊花、蒲公英；阴虚上火可选用枸杞子、桑椹、百合等，做代茶饮。对于偏颇体质者，提前调整纠正偏颇体质，对于防治上火具有较好的效果。

下篇　认识论

第五章　五行为用

五行起源及取象比类

五行学说是我国古代哲学的重要内容，在中国传统文化中占有重要的地位。在中国传统观念中，格外崇尚数字“五”，并发展为以五为单位计数、分类模式，例如五祀、五刑、五典、五辞、五罚、五礼、五邦、五常、五教、五纪、五福、五事等。

取象比类之象，为意象之象。意象是对一类事物共同形象的信息抽象、概括的结果，是观念性的形象。比类是对不同事物在比较的基础上，抓住它们之间的相似之处，以此为依据，把关于一类事物的知识迁移推广到另一类事物上去的活动。因此，取象比类就是通过获取事物的抽象信息，进行类比、推理，得出一定结论的思维方法。

五行的起源

五行确指金、木、水、火、土，最早见于《尚书·洪范》，“五行：一曰水，二曰火，三曰木，四曰金，五曰土。水曰润下，火曰炎上，木曰曲直，金曰从革，土爰稼穑。润下作咸，炎上作苦，曲直作酸，从革作辛，稼穑作甘”。五行学说在战国时期逐渐发展成熟；在汉代进一步发展、完善并达到鼎盛，渗透到了社会生活的各个方面。我国现存最早的、系统而又完整的医学经典《黄帝内经》，就是以阴阳和五行学说为根本来指导人体养生保健与疾病诊疗的，并发展出了一整套完整的理论体系。五行学说也作为中医理论框架里的重要部分，流传了下来。

五行的取象比类

最初，五行的产生就是因为人们发现身边有五种常见的代表性物质：树木、火焰、土地、矿石、水源。正如《尚书·洪范》所述："水火者，百姓之所饮食也；金木者，百姓之所兴作也；土者，万物之所资生也，是为人用。"后来，人们逐渐发现自然界中的季节、方位，以及人体脏腑、脉象等都有一些相似之处，可以用五行理论来类比、推演、解释，从而衍生出了自然界的五音、五味、五色、五化、五气、五方、五季，以及人体的五脏、五腑、五官、五体、五志、五液、五脉。以五行中的木举例，最开始是树木，其有向上生发的特点。春天的时候，万物都往上长，人们就把春天也归纳到木了。一天十二个时辰，早晨也有这种生机勃勃的感觉，故也属于木。同样，在我们的人体里，肝有这种上升的趋势，主生发，所以也属于木的行列。

事物属性五行系统归类具体见表 1。

表 1　事物属性五行系统归类表

自然界								人体						
五音	五味	五色	五化	五气	五方	五季	**五行**	五脏	五腑	五官	五体	五志	五液	五脉
角	酸	青	生	风	东	春	**木**	肝	胆	目	筋	怒	泪	弦
徵	苦	赤	长	暑	南	夏	**火**	心	小肠	舌	脉	喜	汗	洪
宫	甘	黄	化	湿	中	长夏	**土**	脾	胃	口	肉	思	涎	缓
商	辛	白	收	燥	西	秋	**金**	肺	大肠	鼻	皮	悲	涕	浮
羽	咸	黑	藏	寒	北	冬	**水**	肾	膀胱	耳	骨	恐	唾	沉

肝属木，木具有能屈能伸，生长、升发、条达、舒畅的特性，以及生生不已的功能。《素问·五常政大论》言："木曰敷和。"肝气主升，就像草木一样，喜欢向上生长。与树木的枝条类似，肝气也喜欢往各个方向疏散。因此，人们说肝有木的特性，像木一样，升发、条达，往上生长。这也就是所谓的"木曰曲直"。

心属火，火具有温热、上升的特性，以及产生热和能量的功能。《素问·阴阳应象大论》言："南方生热，热生火，火生苦，苦生心，心生血。"心脏负责把血液供到全身。心脏一跳一跳的，就像火焰燃烧，火苗跳动，所以说心属火。"火曰炎上"，心脏像火一样，也温暖着全身。

脾属土，土具有生化、承载、受纳的特性，以及"载四行，为万物"的功能，为世界万物和人类生存之本。《素问·阴阳应象大论》道："中央生湿，湿生土，土生甘，甘生脾，脾生肉。"谈到脾，我们讲脾主运化，通俗地讲就是脾可以将我们吃进去的食物转化为能量，营养全身。这就像土地可以种庄稼一样，大地供养着生命，因此人们说脾属土。"土爰稼穑"，就是讲土地管的是耕耘，管的是粮食。脾像养育我们的土地，可以生化、承载、受纳。

肺属金，金具有清洁、肃降、收敛的特性。《素问·阴阳应象大论》道："西方生燥，燥生金，金生辛，辛生肺，肺生皮毛。"古人通过解剖发现肺有两片，像钟一样盖在胸腔里，盖在所有脏器的最上面，于是把肺和金属联系起来。同时，古人还观察到，一到秋天燥邪侵袭，人们便容易咳嗽，于是就把肺与秋天也联系起来了。所以说，肺有金的特性，刚柔相济，沉降、肃杀、收敛，就如同秋天的天气一样。

肾属水，水性质柔顺，具有流动趋下的特性，以及滋润、闭藏等功能。《素问·阴阳应象大论》道："北方生寒，寒生水，水生咸，咸生肾，肾生骨髓。"肾主管人的生殖功能。古人认为，我们的生命源于水，水孕育万物。肾还在我们所有脏器的最下面，很有"居下"的低调品质。《道德经》也讲，"水善利万物而不争，处众人之所恶"。因此，我们说肾属水，肾像水一样滋润、下行。

五行生克乘侮

五行本质上是阴阳学说的衍化产物。金、木、水、火、土，并非指具体的五种单一事物，而是对宇宙间万事万物五种不同属性的抽象概括。且五行之间存在着相生相克的矛盾关系，正如阴阳对立的两个方面。例如，古代人们看到树木能燃烧产生火焰，就概括为木生火；水源能滋养树木生长，就概括为水生木。而水又能浇灭火焰，就说水克火；人们看到树根能抓住土壤，就说木克土。

然而，生克也是相对的。没有生，就无所谓克；没有克，也就无所谓生。有生无克，事物就会无休止地发展而走向极端；有克无生，事物就会因被压制过分而丧失元气走向衰败。为了维护五行的相对平衡，就需要生克关系的相互牵制。当五行生克太过或不及时，生克平衡被打破，这时事物就会发生变化，这种情况叫作相乘或相侮。

五行相生

五行相生，即指木、火、土、金、水五行之间有序的递相资生、助长和促进的关系。木是火的母行，火是土的母行，土是金的母行，金是水的母行，水是木的母行。反过来，木是水的子行，水是金的子行，金是土的子行，土是火的子行，火是木的子行。

母生子，子养母。一般来说，母行能够资生子行，促进子行。同时，正如《难经》所谓“子能令母实”，故子行也能够促进母行。可见相生的两行，不仅母行能够促进、资生子行，子行也能够反过来促进、资生母行。

然而，相生两行之间也存在相互制约和抑制作用。假如母行过强，反而会抑制子行。比如宋代徐大升《渊海子平》言，“金赖土生，土多金埋；土赖火生，火多土焦；火赖木生，木多火炽；木赖水生，水多木漂；水赖金生，金多水浊”，讲的就是这种情况。

金生水，水生木，木生火，火生土，土生金。这是正常的五行相生关系，但是这种相生关系也可以倒过来。这在中医临床中常有应用。

木能生火，但火也能生木。火生木，解天地之冻。正如肝与心的母子关系，肝能藏血养心，心阳反过来也能助肝生发，两者相互助益，心阳与肝阳共同反映出人的外在阳气。

火能生土，但土也能生火。土生火，夏土之燥热。心阳的正常运行有赖于脾的生化运转。脾为后天之本，脾养心的功能正常时，脾能将水谷精微传递给心。假如脾运转不当，郁而化热，就会上传至心，引起心火，导致心脾积热。

土能生金，但金也能生土。金生土，防土倾覆。肺能周转清气，脾能摄水谷精微，肺脾两脏相互配合，共同从外界获取人体需要的物质。同时，肺和脾还有母子相生的关系。通常情况下，脾足够健运时，能将水液上承润肺。假如脾失健运，不能完全利用食物，水湿堆积则生痰，痰则入肺，也就是所谓的“脾为生痰之源”“肺为贮痰之器”。肺气足够旺盛时，百脉之气通畅，也能够助脾之健运。

金能生水，但水也能生金。水生金，制火之烈。肺与肾，一者在上入气，一者在下纳气；一者在上调水液，一者在下承水液。两者相互作用，互相支持，这就是中医常说的“金水相生”。比如水液代谢不通，肾水不能下行，则需从肺入手，也就是“提壶揭盖法”。补肺则能补肾，反之亦然。

水能生木，但木也能生水。木生水，去其瘀塞。古人讲“肝肾同源”，即肝和肾同出于一精，彼此相互影响。比如肝肾两者的阴精协同作用，肾阴不足则影响肝阴，进而导致肝阳上亢，故可以补肾阴以制肝阳。再比如，助肝之生发，可泻肾之瘀塞。肝肾同补，效果更佳。

五行相克

五行相克，即指木、火、土、金、水五行之间有序的递相克制、制约和抑制的关系。木克土，土被木克；火克金，金被火克；土克水，水被土克；金克木，木被金克；水克火，火被水克。

五行中任意一行对其所克行具有抑制作用。同时，被克行对克己行也会有反作用，即反侮。相克两行之间也存在促进作用，克己行对被克行的制约，能够防止被克行运行太过，从而促进被克行的正常运行。此外，当一行克另一行时，如果这两行势均力敌，相互抗争，则需要第三行加入其中，让其保持一种良好的关系。

木克土，木土两旺，需水润土。肝木旺乘脾土，通常都有肾水的不足。肾水不足，肝阳上亢，故出现肝阳的过亢与脾土的壅滞。表面为实证，实际为虚证，补肾水以制肝阳，进而能助土之健运。

土克水，土水两旺，需火温水。土、水均为阴，两者的黏滞、泛滥，本质上为阳的不足。有阳水液才能蒸发，故补心阳，或者补全身之阳气，就能起到这种燥脾土、温肾水的作用。

水克火，水火两旺，需金熄火。正常情况下，水火既济，心肾相交。若肾水不足，心阳独亢，或心阳不振，水气凌心，这些都属于水火失调，心肾不交。当水火两者均旺的时候，肾水不能克制心阳，则需要借助金来补益肾水，从而克制过于旺盛的心火。

火克金，火金两旺，需木缺金。金行肃杀过盛时，火行炎上的特性易被压制。此时，可以考虑助木之升发，对抗金向下、肃杀的特质，从而帮助心火正常燃烧。

金克木，金木两旺，需土折木。肝木生发太过，又会使金无法正常运行。若肝木为无根之木，肺朝百脉、主治节的功能也会受到干扰。在这种情况下，需要从土入手，通过加强土之健运来使肝木的生发恢复正常，从而调整金、木两者的关系。

五行相乘

五行相乘，即指五行中一行对其所克一行的过度制约或克制，又称倍克。五行相乘是五行相克基础上的过度发挥，其次序与相克相同，即木乘土，土乘水，水乘火，火乘金，金乘木。

五行相乘的情况可以见于五行中的某一行过于亢盛，对其所克行进行超过正常限度的克制，产生相乘，如木亢乘土等。此时就需要泻亢盛的一行，可以直接泻其本行，也可以借其所生而泻。

五行相乘的情况还可以见于五行中某一行过于虚弱，难以抵御其克己行的正常限度的克制，产生相乘，如土虚木乘等。此种相乘治疗的重点在于补足被克一行的力量，可以直接补益本行，如健运脾土，也可以借助其母行进行补益，如益火补土。

五行相侮

五行相侮，即指五行中一行对克己行的反向制约和克制。五行相侮是对五行相克的反制，其次序与相克相反，即木侮金，金侮火，火侮水，水侮土，土侮木。

五行相侮的情况可以见于五行中的某一行过于亢盛，使原来克制它的一行不仅不能克制它，反而受到它的反向克制，产生相侮，如木亢侮金等。此时就需要泻掉亢盛一行的力量，可以直接泻其本行，也可以借其所生而泻。

五行相侮的情况还可以见于五行中某一行过于虚弱，不仅不能制约其所胜的一行，反而受到其所胜的一行相侮，如金虚木侮等。此种五行相侮治疗的重点在于补足被克一行的力量，可以直接补益本行，如补益肺金，也可以借助其母行进行补益，如培土生金。

五行与体象的关系

我们将人体体质分为平和质、气虚质、阳虚质、阴虚质、痰湿质、湿热质、血瘀质、气郁质和特禀质九种。但其实每种体质与脏腑五行都息息相关，体质里面融合着五行脏腑辨证的思路。同时，我们所说的各种体质之象、脏腑之象，都属于人体内在之象，而它们又与大自然五行之外在之象紧密相连。

气虚质一般会有肺气虚、脾气虚等。如表现为气短，容易出汗，容易感冒的气虚质，就是以肺气虚之象为主；如果气虚质表现为经常腹泻，消化能力差，面黄消瘦，一般就认为其以脾气虚之象为主。此外，痰湿质一般存在脾气虚；湿热质，以肝胆湿热多见；特禀质一般存在肺气虚等。每个体质都有特定的脏腑症状。我们在调理体质的时候，也会根据脏腑五行的关系进行选方用药。

不同的人身体的情况不一样，脏腑各自的盛衰也不一样。不同脏腑的偏向表现在外面，就成了各种体质。体质是内在脏腑的最直接的外在表现和反映。每种体质的人都有他们各自的特点。虚性体质呈现出来的是机体部分脏腑功能的不足，而实性体质可能引起机体形成特定的痰、湿、瘀、毒等病理产物。这些特点都与脏腑五行息息相关。

平和质：五脏生克平衡

平和质的人，五脏的功能运行都在一个平衡健康的循环里，达到整个系统的稳健。其不会有哪一行特别的亢盛或缺失，五行的互动呈现出一种良好的状态，因此能够自给自足，自我调节能力也强，不容易受到外邪侵袭。

气虚质：脾肺生化不足

对于气虚质而言，所谓虚，就是在人体五行里面的某个行不足。比如，脾气虚为土行不足，这类人运化能力弱，常表现为消化不良、腹胀、腹泻等。对于他们来说最重要的是补土，即健运脾胃。同样，肺气虚也就是金行不足。这类人常表现为咳嗽、气短，很容易出汗。这时就要把肺气补上来。气虚质的人还常见脾肺两者同时不足，这时候就需要两者兼顾，重视补土，也就是“培土生金”。

阳虚质：心脾生化不足

从五行的角度来说，阳虚质的本质是五脏的阳气呈现出不足状态，不能温煦全身，表现在外就是整个人体偏向寒的状态。火生土，火、土两行均虚弱，两者难以相互滋养。这类体质的人的主要表现是怕冷，尤其是到冬天，手脚冰凉，平时也不喜欢吃冷饮，一吃生冷食物就会腹痛、腹泻。对于阳虚体质的人来说，平时最重要的是保养阳气。一方面要护住阳气，如饮食温热、注重保暖；另一方面要增长阳气，如多晒太阳，多吃羊肉、茴香等。

阴虚质：肝肾生化不足

阴虚质的形成重点在于水，与肝肾两脏密切相关。现代人有一些生活习惯，比如长时间看手机、熬夜，这些都会消耗肝阴。肝肾同源，耗久了就会伤及肾阴。这类人常常体形偏瘦，同时会有虚火，常出现手脚心发热、两颧发红、口眼鼻舌干燥等症状。水能滋养万物，对于阴虚质来说，最重要的就是滋补肝肾之水。通过调整睡眠、减少辛辣饮食等生活习惯的改变，可以调整阴虚质。

痰湿质：脾肺运化失常

痰湿质的人表现为身体偏胖，容易出现眼睑浮肿，常觉四肢沉重、困倦，口中多有黏腻感，多汗。正所谓“脾为生痰之源”“肺为贮痰之器”，痰湿质的根本在于脾肺运化失常。脾运化不足则生湿邪，肺气机失调则痰难除。因此，除用化痰之法外，还应注意健脾，山药、薏苡仁都是很好的能够健脾的食物。

湿热质：肝脾关系失和

湿热质的根本是肝脾关系失和。木旺克土，脾土壅滞，湿邪堆积，郁久生热。这类人常有的表现是皮肤油腻，易生痤疮，舌苔黄腻，大便黏滞等。调整这种肝脾关系的失和，重点在于升发肝木，健运脾土，湿邪得化则热可除。

气郁质：五脏气机不畅

气郁质最突出的特点是气机不畅，尤其容易体现在木行，也就是肝气郁结。肝主生发，木生长的能量被压制，容易导致全身气机的停滞。这类人常见情绪不佳，提不起精神，整天闷闷不乐。因为气不通顺，还会出现胸部、胁肋部的胀闷，以及乳房的胀痛。对于气郁质，最重要的是调畅气机，让树木自然地生长。

血瘀质：五脏血行不顺

血瘀的根本是血行不顺。七情不畅、寒冷侵袭、年老体弱、久病未愈、外伤等都会导致血运无力或是血行不畅。血瘀质的人常表现为黄褐斑，口唇发暗，舌质瘀点等，女性容易月经失调、月经见血块。练气功、打太极、散步、慢跑等舒缓的运动项目能够对其有所改善。

如何在体象诊疗中运用五行相生

我们提出的体象模型，正是在五行与脏腑辨证的框架上的进一步延伸，把五行之象与脏腑之象混合，结合内在的体质之象，形成了体象思维，又结合八卦的八种形态构成八种分型。

我们前面提到过五行相生，木生火，火生土，土生金，金生水，水生木，即两者存在“母与子”的关系，前者是母，后者是子。每种体质的形成均与五脏有着密切的关联。在天人合一的理念下，五行对应大自然的象，五脏影响体质形成。五行相生又常被应用到体象诊疗中，以调理体质偏颇和对疾病进行诊断治疗。如何通过五行相生的思想去养生和治病呢？根据相生规律来确定治则治法多用于母病及子或子病犯母（即子盗母气）等情况。基本原则是补母或泻子，即“虚则补其母，实则泻其子”。补母主要适用于母子关系失调的虚证；泻子主要适用于母子关系失调的实证。这些应用也是体质调理的部分内容，通过五行相生最后作用到人的体质和脾胃。

滋水涵木

古人发现，木有水才能活，放到人体上，就是通过补肾水来养肝阴。临床上经常见到阴虚很久的患者，肾阴和肝阴都耗干了，木也成了枯木，还会伴随一派肝阳上亢之象，出现情绪暴躁易怒，腰膝酸软，头晕眼花等症状。这个时候不仅要关注肝阳肝阴，更重要的是滋补肾阴，要用到熟地黄之类的药物。

如果肾阴和肝阴都不足了，进一步就会影响到心。木材可以拿来燃烧生火，这可以被理解为肝对心的滋养作用。肝有贮存血液的作用，能够给心供血；肝的阳气往上走，也是输送到了心；肝主情志的疏泄，直接能影响心神。这些说的都是人健康时的状态，如果是在生病状态下，肝血不够用了，那心血也就不足了。失眠、多梦、健忘、头晕、视物模糊、手脚发麻、面无血色，都是这时候会出现的症状。该怎么办呢？中医讲，“虚则补其母”，就是以补水来养木，以养木来生火。水、木、火，肾、肝、心，三者一起补。

益火补土

人们观察自然现象时发现，火焰在燃烧过程中会产生灰烬，灰烬又会变成肥料以肥沃土壤。这就体现了心阳对于脾土的温煦作用。心属火，为五脏六腑之大主，可以温煦全身。通过心的温煦作用，才能让脾发挥升清的作用。从情志上看，心主神明，只有神清，才能使脾之思正常。在疾病状态下，如果心阳不足，那么往往存在着脾阳不足的隐患，进而容易产生四肢无力、不思饮食、少气懒言、腹冷喜温等一系列症状。我们该怎么治呢？用桂枝、肉桂、附子等温心阳的药物，配合生姜、干姜等温脾阳的药物，通过温心阳来补脾阳。若心阳已经虚损得很厉害了，还可以加上当归、小茴香等暖肝药物，从木开始生火，然后火再生土。

另外，益火补土中的火亦是命门之火。命门火衰的人脾土不振，因而下利清谷，出现大便稀不成形等症状。严重的常表现有黎明泄泻、腹痛喜温喜按等一系列脾肾阳虚证候。由于命门之火虚衰，不能腐熟水谷，所以才会出现五更泄泻。正如明代医家李士材所说："肾主二便，封藏之本，况虽属水，真阳寓焉。少火生气，火为土母，此火一衰，何以运行三焦，腐熟水谷乎？"可见肾中的真阳为命门，命门是元气之根，是水火之宅。益命门之火，脾土才能健旺，从而发挥其正常生理作用。

培土生金

谈到土生金，其实它最早源于古人在土地中发现金属矿物质。这种象在人体上体现为健脾能养肺。更详细一点说，脾化生的水谷之气，上输于肺，可以结合肺吸入的清气，形成宗气，助肺呼吸、朝百脉。脾土是气血生化之源，通过脾土的运化，肺才能宣发肃降，将气血供给全身。如果脾气被湿气所困，那么肺气也会受到影响。假如临床上我们看到患者全身乏力、不想说话，甚至连饭都不想吃，这就是脾气虚的表现。脾气虚进一步发展常会导致肺气虚，出现怕风、出汗多、容易感冒，以及咳喘等呼吸道症状。这个时候，我们首先考虑的就是健脾补脾，同时养心气、补肺气，火、土、金，心、脾、肺三脏兼顾。有些人咳嗽时间久了，往往会肺气虚，这个时候也是要通过健脾补气，来辅助肺金的康复。

金水相生

相应的还有金水相生。肺金与肾水是母子关系。我们常说，肺为水之上源，肾为水之下源。肺就像是一条河流的闸门，统管下游水量的多少。肺和肾一起调节着人体的水液代谢。同时，肺掌管着人的呼吸，但是吸气的深度由肾来掌管。因此，我们常见到一些患者，肾出问题了，呼吸都很浅，这就是因为肾纳气的功能失调了。所以，遇到肾水亏虚的患者，要通过补肺和润肺的方式来补肾水。当然也有通过滋肾的方式来润肺的，比如对于久咳的患者，也要加一些补肾的药物来辅助治疗咳嗽。

如何在体象诊疗中运用五行相克

无论是五行相生还是五行相克，都是借助外在大自然之象的生克关系把它们应用到人体五脏，从而通过平衡内在之象来达到脏腑功能的调和及体质的平和。五行相克也是体象诊疗模式中的一部分，直接影响体质之象。五行相克中有这样一种情况，当五行相克关系紊乱后可能出现乘侮病证，机体多属于实性、过亢的状态。我们就可以根据相克太过、相克不及和相侮（反克）之不同，利用五行相互克制的规律来帮助调整体质偏颇和诊疗疾病。其治疗原则主要是抑强或扶弱。抑强主要适用于相乘或相侮病证；扶弱主要适用于相克之力不及，并侧重于制其强盛，以使弱者易于恢复。另外，必要时也可在强盛一方尚未发生相乘病变时，利用相克规律，预先加强被克者的力量，从而防止病情之发展。

抑木扶土

肝属木，脾属土，木克土。气郁质的人往往肝经不舒，肝火旺。针对这类体质的人，我们就需要压制肝气，补充脾胃之气，防止肝气过盛让人的脾胃不舒服。在肝脾不和的时候，常见腹胀、腹痛、肠鸣、泄泻等表现，可以用白芍、白术、陈皮、甘草等药物疏肝健脾。有个中医名方叫逍遥散，运用的就是这个原理。

培土制水

对于痰湿体质的人来说，他们的脾肾功能失常，不能够运化水液，水多排不出去，就形成了水肿、痰湿。脾肾两脏分属土和水。在自然界中，水的流向是由土来操控的，河水依据地势与河岸的走势自高向低流动。中医常用培土制水的方法治疗这种证候，相当于把堤坝建起来，以稳固河流的走向，保证河水不至于泛滥。该法也就是通过温运脾阳，使水液得以运化，进而排出。临床上，我们常用茯苓、苍术、薏苡仁、猪苓等药物健脾，常用附子、肉桂等药物补充肾阳，温煦脾阳。这样就可以克制人体内的水邪了。

佐金平木

气郁体质的人常常发病在肝。木气往上冲，金又克制不住它，就发为疾病。肝气上冲于肺，肺气不得下降，出现气喘息短，胁肋窜痛，脉弦等证候。佐金平木是气郁体质常需的治疗方法。该法也就是通过增强肺的功能，来抑制肝气的上逆，肺气下降则肝气随之条达疏畅。我们临床上常用到的一些药物，比如桑白皮、杏仁、枇杷叶、紫苏梗等，都能够起到这种作用。

泻南补北

部分阴虚体质者会有明显的肾阴虚、心火旺的表现，这个时候就可以用泻南补北的思路来调理。中医讲水能克火，水是肾水，火是心火。好多人肾水不够了，就压不住心火，一方面会有肾阴虚的表现，如腰膝酸痛、遗精等，另一方面心火烧得过旺，会导致睡不着觉。这该怎么办呢？最重要的就是补肾水，肾水充足了，心火自然就被调整过来了。

喜胜悲

中医有一种方法，针对情志疾病尤其能发挥作用。我们知道，情绪与五行是能够对应上的。比如，喜为心所主，属于火；悲为肺所主，属于金。火克金，所以中医就用高兴的事情来冲淡悲伤对人体的影响。人高兴了，自然就不会陷在悲伤里。

怒胜思

气郁体质的人经常有特别多的思虑忧愁，整天都在不停地思考与忧伤，这样其实特别伤脾。中医对此有什么治疗办法呢？思对应的是土，那我们就要用能克土的东西来压制它，也就是木。木对应的情绪是怒。古代就有中医故意惹患者生气，来治疗思虑过度的情况。我们常讲的“愤怒会冲昏头脑”，可能也有这个意思。

如何根据五行生克助力中焦脾土

在体象模型中，我们把中焦脾胃单独归为一类，这也是对脾作为后天之本的重视。脾居中央灌四旁，是一身气机升降的枢纽。只有中焦脾胃的功能正常，其他的脏腑功能才能得以正常发挥。五行的生克直接影响了中焦脾土的盛衰情况，五行生克得当，才能真正养好脾土。

为什么说脾土非常重要

脾属土。在五行对应的五个方位里，土在中央，地位最特殊。单从自然界来看，一些东西在地上，比如树干、树枝；一些东西在地下，比如树根。土地在这些东西中间，人们以土地为基准衡量万物，因此中央属土。土地是人们种植庄稼、赖以生存的根本。土地养活了人类，人类把土地看作“母亲”。

在人体中，脾胃运化水谷精微，是全身营养的来源，和土地有着相同的作用。巧合的是，脾也位于人体的中央，其将食物转化成营养物质以后，向上养心肺，向下充肝肾。五脏六腑都需要脾土的滋养和灌溉，所以说“脾为后天之本”。

脾还有一个功能也很重要，就是调节全身的气机。肝气随着脾气上升，肺气随着胃气下降，五脏六腑把脾胃当作气机枢纽。五脏相生相克，也都与脾土有关。

怎样才能养好脾土

既然脾土这么重要，那我们应该如何养护它呢？我们常听到的健脾，其实就是给地翻翻土，把板结的土地翻松动了，把土里的湿气排出去，脾就能恢复原先的活力了。健脾的方式有很多，比如吃健脾的药物，像人参、白术等；吃健脾的食物，像是从泥土里长出来的土豆、红薯等；多做运动，如跑步、跳绳等，这些都对脾的运化有帮助。另外，火生土，所以我们中国人有个习惯，那就是劝人尽量不要吃生冷的东西，要吃温暖的东西，这样脾才能更好地运化。同时还要注意食量，不要长时间饥饿，也不要总是吃得过饱，尤其注意少吃肥肉和甜食。

此外，从五行生克关系来看，肝属木，脾属土，木本克土，维持着木与土的平衡。若肝木过旺，同时脾土又虚，就会导致相克太过而出现相乘。所以说，养脾土一定要注意调整好情绪，顺畅肝的气机，让肝气可以正常疏泄，这样肝木与脾土处于和谐关系，才能避免因肝气壅滞而进一步加重脾虚的情况。

第六章　四气调神

四气调神的含义与原则

中医有个词叫“四气调神”，为什么不叫“四季养生”呢？因为四季的主要差别是四气的不同，每个季节有自己的主气，即春生、夏长、秋收、冬藏，我们要根据四季的差异进行体质调养。调神体现了中医对“形神一体”理论的高度重视，认为神能引领形，这也是现在好多情志病能够影响身体健康的原因。《素问·四气调神大论》分别描述了春三月、夏三月、秋三月、冬三月四时气候变化的特点，并认为四时气候会影响人们的生活居住环境。所以，人体应该顺应自然界四时春生、夏长、秋收、冬藏的变化规律，调摄精神，养成良好的生活起居习惯。正如“夫四时阴阳者，万物之根本也。所以圣人春夏养阳，秋冬养阴，以从其根……”所述，人体的阴阳随四季变化保持节律、类型的改变，在一定程度上达到天人合一的状态，适应自然界生长收藏的规律，才能达到养生防病的目的。这一思想被后人作为养生保健的重要指导原则，一直影响至今。

什么是四气

春季，是指立春到立夏前这段时间，即农历一月、二月、三月。“春三月，此谓发陈，天地俱生，万物以荣”。春天，是阳气生发、万物复苏、推陈出新的季节，天地之间呈现出生机勃勃、欣欣向荣的景象。

夏季，是指立夏到立秋前这段时间，即农历四月、五月、六月。“夏三月，此谓蕃秀，天地气交，万物华实”。夏天，地气上升为云，天气下降为雨，一升一降，天地之气相互交融，则植物开花结果，天地之间呈现出草木茂盛、郁郁葱葱、果实孕育的景象。

秋季，是指立秋到立冬前这段时间，即农历七月、八月、九月。“秋三月，此谓容平，天气以急，地气以明”。秋天，是气机收敛、万物肃降、受纳收获的季节。果实、树叶都会自然落地，然后被大地受纳、收藏于泥土之中，为下一轮的生长蓄积养分。

冬季，是指立冬到立春前这段时间，即农历十月、十一月、十二月。“冬三月，此谓闭藏，水冰地坼，无扰乎阳”。冬天，是阳气藏匿于大地之下，生机潜伏、万物蛰藏的季节。水寒成冰，大地冻裂，万物皆等待来年春天来临，阳气再次升发。

每个季节所包含的节气具体见表 2。

表 2　季节与节气

季节	节气					
春季	立春	雨水	惊蛰	春分	清明	谷雨
夏季	立夏	小满	芒种	夏至	小暑	大暑
秋季	立秋	处暑	白露	秋分	寒露	霜降
冬季	立冬	小雪	大雪	冬至	小寒	大寒

如何四气调神

春三月，人们应当“夜卧早起，广步于庭，被发缓形，以使志生，生而勿杀，予而勿夺，赏而勿罚，此春气之应，养生之道也。逆之则伤肝，夏为寒变，奉长者少”。春天，万物展示出勃勃生机、欣欣向荣的景象，此时正是人体阳气生长、生发的季节。因此，在生活起居方面，人们应该入夜即卧，太阳升起便起床，穿着宽松衣物，散开头发，在户外缓慢散步，感受大自然的阳光，从而激发人体阳气随大自然阳气而生发，像树木一样尽情伸展。在精神情志方面，应该鼓励自己多做计划，正所谓“一年之计在于春”，学会多给予、多奖励、多谅解，少夺取、少处罚、少生气。春季五行属木，与肝相应，肝气郁结则易化火。春季如果不注意保养生发之气、调摄情志，则容易导致提供给夏季的长养之气不足，到了夏天就会容易发生寒性病变。

夏三月，人们应当“夜卧早起，无厌于日，使志无怒，使华英成秀，使气得泄，若所爱在外，此夏气之应，养长之道也。逆之则伤心，秋为痎疟，奉收者少，冬至重病”。夏季是植物开花、孕育果实的季节。其比春季的生长状态更需要阳光，因此白天时间加长，夜晚时间缩短，从而充分蓄积能量，使秋季得以丰收。在生活起居方面，人们应该重点注意养“长”之气，此时睡眠时间可适当减少，晚入睡、早起床，充分激发、助长人体阳气。在精神情志方面，应注意切勿发怒，保持心情愉快，使气机宣畅，同时保持对周围事物和生活的热爱及兴趣。夏季五行属火，与心脏相应，如果不注意保护长养之气就会损伤心脏。若提供给秋收之气的能量不足，到了秋天就容易发生疟疾，甚至影响到冬天。

秋三月，人们应当“早卧早起，与鸡俱兴，使志安宁，以缓秋刑，收敛神气，使秋气平，无外其志，使肺气清，此秋气之应，养收之道也。逆之则伤肺，冬为飧泄，奉藏者少”。经过了春收、夏长，到了收获果实的季节，万物自然成熟，落地归根而平定收敛。因此，在生活起居方面，人们应该重点注意养“收”之气，应早睡早起，保持神志的安宁。一要收获历经春天的生发、夏天的长养而得到的成果；二要把自己发散、发泄在外的阳气和能量收回来；三要收敛神气，减少秋季肃杀之气的影响。在精神情志方面，应预防因受季节环境与气候因素的影响而出现的悲观情绪，要注意谨慎收敛，不要肆意向外表露自己的心愿和志向。秋季五行属金，与肺相应，所以要格外注意保养肺气，可利用深呼吸的方式排出体内浊气，通过呼吸吐纳使肺内得以清肃。秋季如果不注意养收之气，则会伤及肺脏，同时导致提供给冬季的收藏之气不足，冬天则易发生飧泄。

冬三月，人们应当“早卧晚起，必待日光，使志若伏若匿，若有私意，若已有得，去寒就温，无泄皮肤，使气亟夺，此冬气之应，养藏之道也。逆之则伤肾，春为痿厥，奉生者少”。冬者，终也。经历了春生、夏长、秋收，到了冬天水寒成冰，万物蛰藏，阳气被藏匿于大地之下，等待来年春天再次

“发陈”。因此，在生活起居方面，要重点注意养“藏”之气，应该早睡晚起，待到太阳出来后起床更好，不要轻易扰动阳气。在衣着方面，要穿厚实、保暖的衣物，防止腠理开而阳气外泄，以及寒气入侵人体伤及阳气。在精神情志方面，要注意让自己的心神和意志不轻易外露。冬季五行属水，与肾相应，水生木，木应肝，若冬天不注意藏养肾精，到了春天就会出现肝气、肝血不足，导致四肢无力、逆冷的“痿厥”表现。

春，怎么生

春季是指立春至立夏前的这段时间。《黄帝内经》指出“春三月，此谓发陈，天地俱生，万物以荣”。从象上来看，春天为阳气生发、气候转暖之时，万物出现推陈出新之象，此时自然界生机勃勃，人在调神时也应当顺应自然界的神机变化。

春对应肝木，木喜生发

春季，肝木当令，阳气向上发散。在起居方面，当养少阳之气，晚睡早起。在起床后，松散头发，穿宽松衣服，使身体舒展，使情志调畅。在饮食上可遵循《修龄要指》给出的规律，做到“肝旺脾衰，减酸增甘”，防止肝疏泄太过。《黄帝内经》认为，“肝苦急，急食甘以缓之”“肝欲散，急食辛以散之，用辛补之，酸泻之”。因此，此时应该减少进食酸味食物，宜加入辛味、甘味食物，防止肝气不能生发，或是生发太过横逆克伐脾胃。例如，我们可以吃一些韭菜、香菜、葱、蒜等食物；还可食用大枣、蜂蜜等健脾养胃之品，以适应春气之生。

不同体质的春季养护

春季是情绪相关疾病高发的季节。气郁质的人尤其应当注意春季的生发，如果养护不当，很容易出现情绪失调。故此类人群应当及时抒发情志，借助音乐、舞蹈、书写等方式发泄情绪，避免郁结。饮食上可以多喝玫瑰花茶。同时，可以多晒太阳，接触大自然，感受草木的生发之气。在发现自己长期情绪低落，或处在焦虑情绪中时，应当及时就医。

对于气虚体质、阳虚体质的人来说，在这一季节中调神尤为重要。如果春生之时，阳气生发得当，则代表未来一年的养生有了一个好的开始。如果每年的春季都能做好生发的养护，那么气虚、阳虚的症状将会一直处于被纠偏的状态，体质就会逐步向平和质靠拢。

夏，怎么长

夏季是指立夏至立秋前的这段时间。《黄帝内经》指出“夏三月，此谓蕃秀，天地气交，万物华实”。从象上来看，夏天阳气繁盛，天气热。此时，自然界万物繁茂，也是动植物生长到最顶点的时候，人在调神时也应当顺应夏季的繁茂之气。

夏对应心火，火主炎上

夏季心火当令，阳气炎上，阳气旺，阴气少。在起居方面，应晚睡早起，让阳气得到充分的使用。在情绪上，最好保持平和，不可宣泄过度，以免心火太盛。《黄帝内经》认为，“心苦缓，急食酸以收之”“心欲软，急食咸以软之，以咸补之，甘泻之”。饮食上，建议多吃一些辛味、酸味食物，例如葱、姜、蒜等气味走窜的香料，或者葡萄、柠檬、番茄等酸味的食物。如果不是心阳太过，比如上火，那么最好避免苦味的食物。

不同体质的夏季养护

心主血，对于血瘀体质的人来说，夏季养护尤为重要。其中，避免心脑血管疾病的发作是最应当注意的。生气、高温、温度骤变都容易诱发中风等疾病。此外，也应当避免运动过量及中暑。夏天对于气郁体质的人来说也是非常重要的。如果在夏天让人体气机运转得足够通畅，可以在一定程度上改善体质，使其恢复平和质。

长夏，怎么化

前面我们讲五行，万事万物都要与其对应。所以在中医里，有一种说法，即一年有五季，多的那一季叫长夏，也就是夏天的后半段，一年中暑热最盛的时候。另外还有一种说法，长夏是四季中每一季最后的十八天。这两种说法都有道理。

长夏对应脾土，土主稼穑

长夏属脾，脾属土。一方面，中医认为土性多湿，而夏季后期正是雨季，雨水多，湿气重，故与长夏对应。另一方面，土生万物，因此一年到头，都有土的存在。故长夏的两种说法都有道理。虽然，一年四季养生的方法都不一样，但是有个根本原则，就是调理好脾胃，这在全年都适用。

不同体质的长夏养护

对于痰湿或湿热体质的人来说，最重要的就是调养好脾胃，这样吃进去的食物才能被正常地消化吸收，身体里的湿气也能够往外排。尤其对于在换季前出现四肢无力、困乏的人来说，可以吃一些健脾的药物，比如茯苓、薏苡仁等。湿热体质的人还可以吃一些清胃火的食物，比如苦瓜之类。

秋，怎么收

秋季是指立秋至立冬前的这段时间。《黄帝内经》指出“秋三月，此谓容平，天气以急，地气以明”。从象上来看，秋天，天地阴气转盛，阳气转衰，天气转凉，大风起，一片肃杀之气。此时，自然界万物由盛转衰，不再继续生长，人在调神时也应当顺应秋季的肃杀之气。

秋对应肺金，金气收敛

秋季对应的是肺，肺易燥，全身阴液也易受到影响。因此，在人体的调神上，要保持意志安宁平和，让情绪顺应外界阳气的收敛，不能再像夏季一样调动阳气，使阳气活跃。这样才能使秋季肺气清净，保证健康。对日常起居而言，秋天最好早睡早起，让体内的阳气得到足够的休养，顺应阴气逐渐转盛的状态，不能透支阳气，耗伤阴气。《黄帝内经》言，“肺苦气上逆，急食苦以泄之”“肺欲收，急食酸以收之，用酸补之，辛泻之”。在饮食上，此时应少吃辛味的食物，如辣椒、葱、蒜等，多吃梨、苹果、橘子等酸味的食物，以保护身体的阳气不外泄，同时还能养阴润燥，顺应秋天的收敛之气。

不同体质的秋季养护

对于阴虚体质和特禀体质的人而言，秋天尤其应当养护阴液。多饮水、少出汗、保证充足的睡眠、吃白色食物，都是很好的养阴方法。如果阴虚体质或是特禀体质的人，在这一季节收养得当，则会保证阴气是充足的，从而加强肺的保卫作用，保证来年的生化正常。

冬，怎么藏

冬季是指立冬至立春前的这段时间。《黄帝内经》指出“冬三月，此谓闭藏，水冰地坼，无扰乎阳”。从象上来看，冬天，万物都是闭藏的，隐匿安静，阴气最盛，阳气最弱，人在调神时也应当顺应冬季的闭藏之气。

冬对应肾水，水主润下

冬季对应的是肾，肾以藏为重。在这一阶段，人应该早睡晚起，不要过多地劳动，重点是休养生息，防止扰动阳气。而且要“必待日光”，注意潜藏自己的阳气，太阳不出来，就不要往外跑。在精神上，要内敛而不外露。在饮食上，《黄帝内经》言，“肾苦燥，急食辛以润之”“肾欲坚，急食苦以坚之，用苦补之，咸泻之”。冬季应当适当食用辛辣的食物。此外，饭要趁温热时吃，避免食用寒凉的食物，否则不利于阳气的保养。也可以多吃点苦味的食物，适当地进补心阳。

不同体质的冬季养护

冬季，人体新陈代谢减慢，消耗相对减少，是养阴守阳的好时机。各类阳虚、阴虚、气虚体质都应当抓住这一季节调理养生，方能使营养物质转化的能量储存于体内，从而扶正固本，增强抵抗力，蓄积充足的能量，等到来年春气生发的时候，机体阳气才能正常生发。

四气失调会怎么样，又当怎么养

四气调神就是把人放在自然里，顺应自然来生活。当四气不能以正常的状态运行，比如冬天不冷、夏天不热，又或者秋天来得太早、春天来得太晚，就会引起人体内环境的失调。人的疾病与自然相关。同理，对于疾病的治疗也应来源于自然。

四气失调造成的结果

自然界也有失去平衡的时候，比如出现异常的天气。我们讲六淫，也就是风、寒、暑、湿、燥、火，就多是在气候失衡状态下产生的。这时人体会被外界影响，容易形成疾病。

比如，春天的时候，风气太过，伤到人体的卫气，就会形成表虚，这时便很容易感冒。夏天，心脑血管疾病高发，这也与越来越热的自然气候相关；此外，若是受湿热太过，体内便容易形成湿热，尤其对本身就是湿热质的人来说，这时候会更容易咳吐黄痰、腹泻，且不欲饮食。长夏受暑邪太过，发生中暑，会导致气虚无力，甚至出现昏厥。假如秋天的燥气特别旺盛，则容易伤肺，患者会出现阴虚证候，如口渴、鼻咽干燥。冬天受寒太过的话，人体阳气不足，阳虚体质的人尤其容易出现怕冷、手脚冰凉等一系列症状。

四气失调时的养生方法

在四气失调的情况下，我们又应当采取什么措施呢?《黄帝内经》讲:“虚邪之风，与其身形，两虚相得，乃客其形。”这句话的意思是疾病的发生是外界的虚邪之风与人体正气虚弱同时作用的结果。所以，我们应当从避外邪、助正气两个方面进行养护。

首先，天气异常时就应当及时躲避，多待在室内以减少外界的影响。在天气极端寒冷或炎热时，冬天开暖气、夏天开空调，都是我们可以采用的外部干预措施。此外，散步或做其他户外活动时，最好选择在白天进行，避免夜晚寒湿入体。

其次，“正气存内，邪不可干”，养足正气才是养生的根本。从运动、饮食、睡眠、情绪等各个方面进行调节，调整身体的整体状态，是最重要的事情。

顺应四气治疗疾病

不同季节治病有不同的讲究，这也是与气候相协调的。比如，春天的时候，我们给患者开药时最好有一些辛散的药物，如薄荷、荆芥之类的风药，这样能够顺应春天的生发之气。夏天就应当考虑加点辛温的药物，比如香薷、生姜之类，以顺应夏浮之气，同时能够祛湿防暑。长夏建议加几味甘苦辛燥的药物，比如人参、白术、苍术，讲究的是化成之气，燥湿助脾运化。秋三月主降，适合用酸味的药物，比如芍药、乌梅，以收敛金气。冬天重视收藏，开药的时候应加几味苦寒药，如黄芩、知母来顺应冬藏之气。

四气变化与体象思维有何关系

四时的各种变化是大自然之象的变化。而人是在自然之中的，人的体质也与四时节气密切相关，人体质的形成和变化也受四时节气变化的影响。一方面，在每个时节出生的人都有其自身的特点，当年湿气大，也许这个人的体质就会是一个容易产生湿的体质，比如痰湿质。同时，四季更替也影响人的体质之象，如湿热体质的人往往受不了长夏潮湿的天气。其实，这也符合中医五运六气理论。此外，不同体质对四时节气变化的反应不同，因此也适用于不同的养生方式。

体质的形成受四时节气变化的影响

《黄帝内经》特别重视四时天气节律。现在，西医学也在关注、研究出生季节对人的影响，包括性格、心理特点、生殖功能、寿命、发病倾向等各个方面。

在自然界气候变化的过程中，各个时令都有它相对应的脏腑。当运行到该时令时，与其相对应的脏腑的功能活动会特别旺盛。比如，春天，肝尤其旺盛。相应的，它的精气也会被过度地消耗。因此，肝会虚弱，甚至会生病。小孩，特别是婴儿，五脏六腑还没发育完全，更容易受到天气的影响。所以说，春天出生的人，肝脏就容易虚弱，也容易发生病变。同样，不同时令出生的人，容易在相应的脏腑上出现问题，这就形成了不同的体质。

不同体质对四时节气变化的反应不同

人有不同的体质，所以对天气的反应也不一样。比如阴虚体质的人，“能冬不能夏”，就是说能受得了冬天的寒冷，但是一到夏天就不行了。阳虚体质的人正好相反，“能夏不能冬”，他们感觉夏天很舒服，可是到了冬天就容易生病。

人和天地是相应的，哪一个脏腑虚弱了，到了特定的季节，就会反映出来。比如，气郁的人，特别是已经患有抑郁症的人，到了春天更容易产生情绪波动，病情加重。这也就是我们常说的“季节性抑郁症”。心火旺的人在夏天容易表现出脾气暴躁，所以尤其要避免太过炎热，同时要预防心脑血管疾病。如果是脾气虚的人，到了暑天就更容易化不开体内湿气，容易中暑，也容易上吐下泻，也就是我们俗称的“阴暑”。禀赋阴虚的人，在秋天受到的影响最大，更容易出现呼吸系统疾病及皮肤黏膜相关性疾病。阳虚的人要尤其注意冬天避风寒，避免气温过低带来的种种疾病。

我们平时就要注意保养，知道自己什么时候容易生病，做到提前预防，把疾病扼杀在萌芽。如气郁的人，春天就该多运动，好好抒发情绪；心火旺的人，夏天应当尽量待在凉爽的地方，躲避高温；脾气不足者，暑天应当少进食肥甘厚味；对于阴虚的人来说，秋天应当多吃一些白色的食物，比如梨子、白萝卜，提前把肺阴补起来，避免受到秋天燥气的影响；阳虚的人，冬天就该多喝羊肉汤，温补阳气。也就是说，人始终要顺应自然。

第七章　三才析因

什么是三才

“三”这个数字在中国传统文化中具有极其重要的地位。《道德经》中有言道:“道生一，一生二，二生三，三生万物。”道，即万物运行的规律、自然的法则，具有绝对的唯一性，此所谓“一”。“道”的根本法则是事物矛盾的普遍性（后世常用阴、阳来代表这种矛盾），“反者道之动”，此所谓“二”。矛盾双方是对立统一的，“天下万物生于有，有生于无”“万物负阴而抱阳，冲气以为和”，世界万物都是矛盾双方的统一体，此所谓“三”。这个“一、二、三”法则，是古人对于世界运行本质的认识，其中体现了非常重要的辩证思想。

为什么是“三”

在我们的日常生活中，“三”无处不在。比如最简单的，在学习几何学时我们就知道了，三角形是最稳定的结构。而在现代科学的各个方面，“三”这个数字也具有特殊的意义：物质三态分别为气态、固态和液态；物的三特征为质量、能量和信息量……我们可以发现，“三”经常被用于描述事物的状态。由此进一步引申出的三分法更是渗透到了日常的各个方面。当我们以“上、中、下”“前、中、后”“左、中、右”“内、中、外”等概念进行描述时，就自然地将事物进行了三分。这些概念组合在一起，就构成了事物的立体状态。

本章我们重点介绍的三才，也是出自这种自然的三分法。但三才是一种更为凝练，更为宏观，也更为广泛适用的概念。

三才者，天地人

三才之名最早见于《周易》。《周易·系辞下》中记载道："有天道焉，有人道焉，有地道焉。兼三才而两之，故六。六者非它也，三才之道也。"所谓三才，是古人在对世界观察中总结出的宇宙运行的基本规律，即天、地、人三者的互相影响与统一。

天、地、人三者，首先代表了最为直观的观察结果：这个世界的主体就是天空、大地及无数的人。但如今当我们提及三才概念时，除了这种对世界的物质性描述之外，更重要的是它们是对宏观概念的具体化描述。

《道德经》云："人法地，地法天，天法道，道法自然。"冯友兰曾经对"天"的概念进行了解读，他认为"天"包括了五种意义：物质之天，代表天空；主宰之天，代表天神、帝王；命运之天，代表"天命"；自然之天，代表自然运行的法则与规律；义理之天，代表宇宙的最高准则，也就是所谓的"道"。现代人接受的教育方式与古人不同，对"天"的理解自然也与古人不同。在抛去宗教性质的成分之后，我们可以从客观角度来理解"天"的意义，即以"自然之天"来理解，认为"天"代表自然的法则与运行规律。同时，"地"代表万物的物质基础；而"人"则代表人类在世界上的特殊地位——"唯人万物之灵"。这样我们可以将天、地、人三才之说理解为古人对整个宇宙的客观分类。

天、地、人三者并称三才，也体现了人的独特性。人生于天地中，而与天地并称。这是对人的地位在世界上的绝对肯定，也进一步肯定了人的集合体——社会的地位是足以与由天地构成的自然相并列的。这就构建起了自然－人－社会的关系体系，这与马克思主义"社会是人同自然界完成了的本质的统一"的观点是一致的。

三才在中医整体观中是怎样体现的

三才贯穿于整个中医理论体系，对《黄帝内经》、精气神学说、中医体质学说皆起到一定的影响。其均以三才为基础共同构建统一的中医整体观。

《黄帝内经》中的“一、二、三”法则

《黄帝内经》成书于春秋战国至西汉末期，正是百家争鸣的时代，而其受道家、儒家、阴阳家思想的影响颇深。因此，《黄帝内经》囊括了天人合一、元气、阴阳、五行等诸多哲学观点，糅合产生了独特的哲学观。

“道生一”，其中之“一”为“气一元论”。《庄子·知北游》云：“人之生，气之聚也。聚则为生，散则为死……通天下一气耳。”《素问·五常政大论》云：“气始而生化，气散而有形，气布而蕃育，气终而象变，其致一也。”老庄学说和《黄帝内经》这两种相似的观点描述了气之流转对于生命的重要性，说明了气是人体生命活动的根源。

“一生二”，其中之“二”为“阴阳二元论”。《素问·阴阳应象大论》云，“清阳为天，浊阴为地”“阴阳者，天地之道也，万物之纲纪，变化之父母，生杀之本始”。这些都说明“阴阳”之变是《黄帝内经》对于世界运动规律及人的生命状况变化的认识。这部分内容会在下一章中进行具体介绍。

“二生三”，“三”则成人。《素问·宝命全形论》云，“人生于地，悬命于天，天地合气，命之曰人”，表达了阴阳合气乃成为人的观点，正合于三才之道。由此可以引申到中医思想的核心——中医整体观。

三才与中医整体观

整体观念是中医理论最核心的观点之一，包括了人与环境、整体与局部、功能与结构、先天与后天、生理与心理等多方面的整体关系。总而言之，中医整体观可以用“天人合一”的观点进行概括。

“天人合一”观点起源于老庄学说，发展于《黄帝内经》。《庄子·齐物论》云，“天地与我并生，而万物与我为一”，明确提出了天、地、人与万物为一体的观点。《黄帝内经》对这个理论进行了深入探讨。《灵枢·岁露论》云：“人与天地相参也，与日月相应也。”其中，“人与天地相参”就是《黄帝内经》对于天、地、人关系的阐述，表明了天、地、人三才的统一。

正如《周易·说卦》云:“是以立天之道，曰阴与阳；立地之道，曰柔与刚；立人之道，曰仁与义。”即表示上天的方法叫作阴和阳，表示大地的方法叫作柔和刚，而表示做人的方法叫作仁和义。其中阴阳、柔刚、仁义都是二元的统一。天、地、人三才是由多维度的二元关系形成的立体整体。这同样反映在中医整体观中。

中医整体观首先认为人是“天地合气”而生的。人的生命离不开“天”所代表的自然运行规律，以及“地”所代表的物质基础。人以天地为源而生，因此需要遵循阴阳五行的规律。人与天地具有相似的结构。因此，由五行和五脏相应，诞生了藏象理论；由“天地之至数”，诞生了三部九候诊法等。人体生命状态随着天地的变化而变化，因此诞生了“春应中规，夏应中矩，秋应中衡，冬应中权”(《素问·脉要精微论》)的四时脉象理论、“春夏养阳，秋冬养阴”(《素问·四气调神大论》)的四时养生理论等。

精气神学说参与生命活动的全过程

精气神学说是中医在三才理论的基础上，对人体的产生、发展、消亡的认识。在中医理论中，“精”指构成人体形体、维持人体基本生命活动的物质；“气”指推动人体生命进程的能量；“神”指人体组织功能的活动，以及人的精神思想的活动。精、气、神三者的有机统一，共同构成了人体正常的生命活动。而无论三者中的哪一个有所缺损，都会导致疾病的发生。

精气神学说已经渗透到了我们生活的各个方面。我们经常用“有精神”来形容一个人富有活力，或是用“有气无力”来形容一个人疲劳的样子。实际上，这些就是民间对中医“精气神”的理解。在中医的诊治中，精气神也经常被用来解释许多疲劳性疾病的发病机制。疲劳症，即中医学的虚劳，是一种以多种慢性虚弱证候为主要临床表现的疾病。从病机角度分析，虚劳起于精气神虚弱不足，进而由虚致损而发病。

自然－人－社会关系是有机的整体

中医病因学认为，人体生命状态的变化必然与自然环境、社会环境有所关联。而人体发生疾病往往是由于个体与环境稳态的失衡。如果人没能适应自然环境或社会环境的变化，就容易生病。这种自然－人－社会的关系结构就是三才理论的现实映射。

中医在诊治抑郁症时，就常用到这种自然－人－社会的关系结构进行整体治疗。从自然的角度而言，不适应外界自然环境是人情绪变化的重要因素之一；从人的角度而言，人的人格、体质、思想都对情绪状态起到极大的调节作用，而个体脏腑功能也会与情绪互相影响；从社会的角度而言，人离不开社会，各种社交活动是不可避免的，而且不可能事事顺心，糟糕的社会生活事件能极大影响人的心理、情绪状态。三者中的任意一者或两者的不适应都可能会导致暂时的阈下抑郁。而三者如果同时不顺，且不能自我调节的话，长此以往就可能发展成为抑郁症。

体质形成与天、地、人

每一个人都是独立、独特的个体，而每个个体独特的生命状态都是由先天禀赋、后天制约和个体内在影响三方面组成的。从广义而言，这三者分别与天、地、人相对应，三者相辅相成、缺一不可。这也是中医整体观和中医体质学理论的基础，在中医的诊疗、养生等方面发挥着重要的指导作用。

中医体质学是专注于研究个体差异的学科，而个体生命状态也可以用三才分类法进行分析。中医体质学包含禀赋遗传论、生命过程论、形神构成论、环境制约论四个基础理论。禀赋遗传论认为，先天禀赋的差异是导致体质差异的重要内在因素；环境制约论认为，后天因素也会对人的体质产生影响，长期的生活习惯、居住环境等会形成特定的功能趋向和体质特征；形神构成论认为，人是由个体特定的物质结构和心理素质构成的综合体。这三者分别对应了天（先天因素）、地（后天因素）、人（个体因素）。而生命过程论认为，体质是随着个体发育、发展而不断变化的生命状态。

什么是三因致病学说

三因致病学说中的三因就是指导致疾病发生的外因、内因和不内外因。

它们可以是六淫，可以是七情，也可以是有悖常理的不内外因等。

三因致病学说的“前世今生”

《黄帝内经》中多处提及因时、因地、因人制宜的治疗原则和方法，但并未形成完整的体系。汉代张仲景在《黄帝内经》的基础上于《金匮要略》中对疾病的发病原因进行了总结，“客气邪风，中人多死。千般疢难，不越三条：一者，经络受邪入脏腑，为内所因也；二者，四肢九窍，血脉相传，壅塞不通，为外皮肤所中也；三者，房室、金刃、虫兽所伤。以此详之，病由都尽”。

宋代陈无择又在张仲景的基础上，明确提出了“三因学说”，将病因分为外因、内因和不内外因三种。《三因极一病证方论·卷之二·三因论》言：“六淫，天之常气，冒之则先自经络流入，内合于腑脏，为外所因；七情，人之常性，动之则先自脏腑郁发，外形于肢体，为内所因；其如饮食饥饱，叫呼伤气……疰忤附着，畏压溺等，有悖常理，为不内外因。”

【外因：六淫侵袭】

外因主要是六淫侵袭。风、寒、暑、湿、燥、火（热）本是自然界中存在的六种不同的气候变化，称为“天之六气”。而所谓六淫，就是风、寒、暑、湿、燥、火（热）六种天气成为致病因素时的总称。六淫之中可以按阴阳属性进行分类，风、暑、火（热）三种邪气属于阳邪，寒、湿两种邪气属于阴邪。燥邪则较为特殊，各医家对其阴阳属性各执一词。有人从临床角度出发认为，燥邪可以进一步分为凉燥、温燥两种，分别属于阴邪、阳邪。当六气太过，或正气太弱，人体无法适应六气组成的外界气候环境时，就会引发疾病，此时致病的六气就被称为六淫。

六淫的起源可以追溯到《左传》。“天有六气……淫生六疾。六气曰阴、阳、风、雨、晦、明也……阴淫寒疾，阳淫热疾，风淫末疾，雨淫腹疾，晦淫惑疾，明淫心疾”，这是古人对于异常气候与疾病关系认识的总结。《黄帝内经》进一步表明风、寒、暑、湿、燥、火六气是外感致病的病因。《素问·至真要大论》言：“夫百病之生也，皆生于风寒暑湿燥火，以之化之变也。”此成为外感六淫致病的理论基础。

陈无择的“外所因论”就是在《黄帝内经》所述相关理论的基础上提出的。“以暑热一气，燥湿同源，故《上经》收而为四，即冬伤寒，春温病；春伤风，夏飧泄；夏伤暑，秋痎疟；秋伤湿，冬咳嗽。此乃因四时而序者，若其触冒，则四气皆能交结以病人……则知四气本乎六化，六化本乎一气。以运变而分阴阳，反则为六淫。”《黄帝内经》道：“正气存内，邪不可干。”可见，人体的正气是决定六淫侵袭人体是否致病的关键因素。而六淫源于天之六气，天之六气是时刻存在的。健康的人体依靠自身正气与其保持着平衡的状态。而如果六气过极或正气不足，这个平衡就被打破了，六气则化作六淫侵袭而致病。

【内因：七情内伤，气血逆乱】

内因主要是七情内伤。早在《礼记》中就有对七情的描述：“何为人情，喜、怒、哀、惧、爱、恶、欲七者弗学而能。”《黄帝内经》则更加明确了情绪变化与气血运行失常及五脏功能紊乱有关。《素问·举痛论》言：“余知百病生于气也。怒则气上，喜则气缓，悲则气消，恐则气下……思则气结。”《灵枢·本神》言：“肝气虚则恐，实则怒……心气虚则悲，实则笑不休。”《素问·阴阳应象大论》又分别论述了“怒伤肝”“喜伤心”“思伤脾”“悲伤肺”“恐伤肾”。

陈无择受《黄帝内经》相关理论的启发，明确了七情为喜、怒、忧、思、悲、恐、惊，并将七情确立为致病的重点。《三因极一病证方论·卷之二·三因论》道：“七情，人之常性，动之则先自脏腑郁发，外形于肢体，为内所因。”《三因极一病证方论·卷之八·七气叙论》又道：“喜、怒、忧、思、悲、恐、惊，七者不同，各随其本脏所生所伤而为病。”《三因极一病证方论·卷之八·内所因论》更明言：“然内所因惟属七情交错，爱恶相胜而为病。”

七情是与脏腑功能密切相关的，是脏腑功能活动的外在表现。情志与脏腑功能是相互影响的，若是情志过度，则会内伤脏腑。而如果脏腑功能失常，也会导致情志的异常致病。情志致病具有直接伤及脏腑的特点，而脏腑的内伤又会导致七情的变化，两者呈相互交错的态势，互相影响。同时，七情内伤影响机体气血运行，进而也会影响病情的变化。

【不内外因：有违常理，损伤机体】

不内外因是指一切有悖常理之事。《三因极一病证方论·卷之二·三因论》云："其如饮食饥饱，叫呼伤气，尽神度量，疲极筋力，阴阳违逆，乃至虎狼毒虫，金疮踒折，疰忤附着，畏压溺等，有悖常理，为不内外因。"故可以认为，不内外因主要分为两类：一类是客观意外，如跌打损伤、虫咬、淹溺等，其往往是无法预知、不可避免的；另一类是自己的不良生活习惯，如过饱、饥饿、房劳过度、说话太多等。而脾胃是最容易受这类突发病因影响之地，这也符合"脾胃为后天之本"的思想。

三因学说与三才思想之间有什么关系，怎么做到三因制宜

三因学说与三才思想共同构建一个认识微观层面的整体，三才思想指导三因学说。而三因制宜是更加契合三才学说的，其包含因时制宜、因地制宜、因人制宜三个方面，是应用于治疗的方法论。辨明每一种致病的"因"之后，都要从因时制宜、因地制宜、因人制宜三个角度去分析并指导后续的治疗。只有真正做到三因制宜，临床治疗才能发挥最大的作用。

三因致病与三才

正如前文所说，三才体现了中医对天、地、人三者整体关系的宏观层面认识，三因则更为具体地体现了微观层面的认识。我们知道，宏观和微观是一个辩证关系。三才代表着自然界的趋势性变化，是永恒不变的。而三因则是具体的个体变化，对于每个个体来说都是不一样的。因此，三才是三因的指导，而三因是三才的具体运用。

三因致病的内因、外因、不内外因三个方面与三才并不是完全对应的，而是天、地、人三者的结合再分类。对于三因中的每一种因，都要从天之规

律、地之基础、人之往来三方面看待。如内因归结于内伤七情，这个内伤可以伤于天时，如“自古逢秋悲寂寥”；也可以伤于地域，如“独在异乡为异客”；更可能因人而伤，如在人际交往中产生的各种可能导致内伤的情感。外因归结于六淫侵袭，可能是天气反常，或是水土不服，或是长久以来生活习惯带来的健康问题。不内外因是事出反常所致，是各种主动或者被动的意外。而意外的发生就更离不开“天时、地利、人和”的共同作用。

三因制宜和三因致病又是不同的概念了。三因制宜是更契合三才学说的应用于治疗的方法论。

如何因时制宜，它与五运六气有什么关系

相对论认为，我们生活在一个四维时空中。由长、宽、高组成的三维空间加上时间这个第四维度，构成了真实世界的最低维度。时间维度是推动世界发展的关键。

中医很早就认识到了“时”之维度的重要性，并认为天时之流转与五运（木、火、土、金、水）和六气（风、寒、暑、湿、燥、火）之变化相关。《黄帝内经》中将其与人体相联系，认为四时、五脏、阴阳相通，应当以天时之规律作为人生活、处世的指导，故而形成了天人相应的观念，而这也是因时制宜的基础。

《素问·六元正纪大论》所记载的“用热远热，用温远温，用寒远寒，用凉远凉”可以说是因时制宜思想最基础的应用。在盛夏炎热之时，天气以暑、湿、热为主，此时即使外感风寒，也要慎用辛温发散药物，切不可与冬天时用量用法相同，以免发散过度而伤津耗气。

除了指导用药之外，因时制宜也指导人们的生活方式。如“春生，夏长，秋收，冬藏，是气之常也，人亦应之”（《灵枢·顺气一日分为四时》）概括了四季的特点，并认为健康的生活方式应遵循天时、天气之变，即“春夏养阳，秋冬养阴，以从其根”（《素问·四气调神大论》）。而又如睡眠，“阳气尽则卧，阴气尽则寤”。一天中的子时是阳气最弱、阴气最盛的时间，同时也是阳

气逐渐升起的时间，此时入睡能养护阳气。而到了卯时，随着阴阳消长的变化，阳气逐渐盛于阴气，此时人体就会自然苏醒，这也是最佳的晨起时间。

因地制宜有意义吗，在诊疗中如何体现

几千年前古人就认识到，以世界之大，生于不同地域的人不可能是完全相同的。《素问·异法方宜论》中记载了东、南、西、北、中五个方位的自然环境不同，人们的生活习惯、饮食偏好都不同，因此其易患疾病不同，相应最适宜的治疗方法自然也不同。如北方气候较冷，饮食中多有乳酪、肉食等高热量食物，因此脏腑易生满病，需要以“灸焫”温通；东方多沿海，饮食以鱼肉为主，同时会摄入较多的盐，容易患痈疡之病，需要用砭石法治疗等。现代通过流行病学调查研究了各地域居民的中医体质分类差异，发现不同地域的人群中医体质分类确实存在明显的差异。这为个体化的疾病防治、精准医疗、养生保健提供了依据。

如何做到因人制宜

中医学的核心理念是“以人为本”。我们讨论三才，讨论三因致病，讨论三因制宜，归根结底是要解决人的健康问题。因人制宜，就是把所有的因素综合起来回归到人身上。从整体的角度来调整人体健康状态，是因人制宜的核心所在。中医体质学认为，人的体质受先天禀赋、后天环境的影响，包含躯体素质与心理状态。其生理状态根据性别、年龄等因素的不同而各有不同。因此，因人制宜的重点就在于要准确辨识这些影响人健康状态的因素来决定如何施治。从年龄上来说，婴幼儿具有脏腑娇嫩、纯阳之体的特点，其用药就应当减小剂量，同时注意养护脾胃，不要穿得太多让身体太热。而老年人多肾精亏虚、气血运行不畅，其用药就应当注意要顾护胃气、疏补并用，不可猛攻、峻补等。心理状态的辨识也是非常重要的环节。作为内因的主体，我们需要根据心理状态的不同采用相对应的治法，如情志相胜法。这也对中医医生们提出了一个要求，就是除了遣方用药外，也要能做患者的“心理医生”。

三才与体象思维

中医的模型化思想

中医自身整体的思维体系就是模型化的。我们所熟知的中医基础概念，如气、五行、阴阳等，都是古人结合观察到的自然现象，以取类比象的方法构建的自然模型。人们在这些自然模型的基础上，结合基于对人体解剖结构的朴素认识、对人体的生命活动和生理功能的观察，以及时代背景下的社会模型等多种元素，总结形成了藏象体系。其成为中医学重要的思维模型。

鉴于中医理论是基于既定思维模型的推理性理论，中医的诊治就需要另一套结构性的思维模型。这种模型可以是辨证模型。包括八纲辨证、六经辨证、卫气营血辨证、阴阳辨证、脏腑辨证等历代名家提出的辨证体系，极大地推动了中医理论与实践的发展。

象数与体象模型的建立

象数模型是中华文化中最为深奥的哲学系统，仅仅是由简单的三条线及两种线的表现形式组合出的八种卦象，通过排列组合就能将世界上万事万物的变化情况囊括其中。《周易》云："有天道焉，有人道焉，有地道焉。"八卦模型的三条线依次分别代表天、人、地三才，而两种线的表现形式则分别代表阳（⚊）和阴（⚋）。

既然八卦的图形恰好是三才模型及阴阳模型的复合体，而中医理论又尤其重视以三因和阴阳理论来审证求因，施以全方位的治疗，那么我们就借用象数八卦模型提出了一套新的临床实用的诊疗模型——体象模型。这个模型可以简化我们的临床辨证流程，并且让整体治疗方案的条理更为清晰。三才思想构建起了八卦模型的基础，而我们将其化用到体象模型中，在简化临床辨治的同时，也使其辨治结果更为精准。

三才析因的新思路

中医理论非常讲究“治病必求于本”的观念，而“求本”要从两个思维层面来看。第一个思维层面是所面对的对象的层面。当我们在讨论“求本”的时候，要分清患者的病理状态是一过性的、外来的，还是长期的、固有的。这就是说我们要分清疾病和体质这两个概念。第二个层面是根本原因的层面。当我们在讨论疾病的时候，这个“本”就是疾病发生的根本原因。其往往一方面在于外感邪气，另一方面在于正气不足。这个“本”代表着体质，因为体质形成的原因包括先天禀赋、后天环境、脏腑功能等。人体体质是一个综合的统一体。

在我们建立的体象模型中，在面对患者时，我们从表－中焦－里（体质）三个层面来分析其疾病整体。通过观察，包括中医的四诊合参、西医的各种检查，我们解决了疾病“是什么”的问题。但这样的认识依然停留在初步的“审证”阶段，要进一步解决“为什么”的问题，就要“求因”了，这也是三才析因模型介入的地方。

上文说到，“天”有代表自然界的意义，如此一来我们对“天”的分析就是要分析自然界的外邪是如何伤害人体的。而外邪往往侵袭表位。从这个角度，我们就找到了第一个“表”层次的因。“地”则代表着脾胃。脾胃在中医学中有作为“后天之本”的特殊地位，脾胃功能支持着所有生命活动，是一身元气充足的根本，也是连接着表和里的关键环节。如李东垣在《脾胃论》中云“诸病从脾胃而生”，中焦脾胃的功能直接影响着人生病与否乃至体质情况，因此我们将其提高到了与“天”“人”相并列的“地”之层次。对“人”的分析即是分析患者的体质状况，包括人的生理、心理等的整体状况（即体质的概念），找到“里”层次的因。基于上述思想，笔者建立的辨治体系模型如图3。

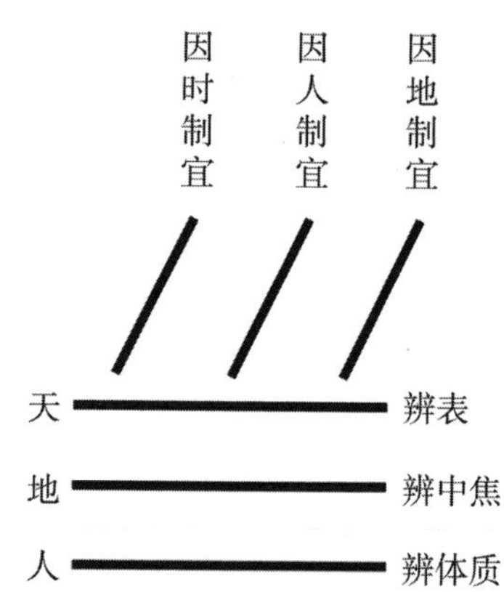

图3　辨治体系模型图

体象三才模型解析

“天”有代表自然界的意义，如此在辨证体系中的“天”就可以指代各种外感病邪侵袭所致的疾病；“地”则代表着人中焦脾胃的状况；“人”代表着人体的体质情况。“天”所代表的自然规律是无法被改变的，故外邪是客观存在的，人只能通过各种方法来规避外邪的侵袭，以免影响脏腑功能及体质状态。而“地”和“人”则是可以互相影响的，中焦脾胃与人体体质存在交互关系，脾胃功能失衡会改变人体的体质，而体质的偏颇则会进一步影响脾胃功能。

由此可见，在体象模型中的天－地－人关系除了表现为直观的天人相应模式，更是从表至里的纵深逻辑关系。这也是体象模型在实际应用中的原则，即从表至里，以表－中焦－体质层层深入，对患者的疾病整体进行分析。

体象八卦模型解析

八卦通过三爻阴阳分为八种卦象，即“乾三连，坤六断，震仰盂，艮覆碗，离中虚，坎中满，兑上缺，巽下断”。体象模型可以与此一一对应。其中，阴爻（⚋）主要代表“虚”象，包括虚弱、阴暗、寒冷、静止、抑制等概念；而阳爻（⚊）代表的则是与阴爻相对的“实”象，包括炎热、外向、温热、亢奋等概念。值得注意的是，阳爻所代表的“实”同时兼具了健康的“实”与病理的“实”两种概念。所谓病理的“实”本质是阳的过犹不及。这将在后文进行解释。

【乾卦】☰

表实、中焦实、里实。

乾卦的体象模型为三阳爻，代表表、里、中焦皆实。在最理想的状态下，乾卦是健康人的体象模型，即表里俱无病、体质平和。事实上，在临床中还会面对健康人存在实邪，但尚未发病的情况，因此乾卦代表的是在表、里、中三个环节的任意一个或多个环节存在实邪表现的人群的体象，包括如邪郁肌表、脾胃气滞、痰湿体质等一种或多种的集合。

【坤卦】☷

表虚、中焦虚、里虚。

坤卦三爻都为阴爻，代表的是疾病较重的类型。此类型患者表、中、里皆见虚象，本身体质较虚，再加肺表、脾胃均较虚。如表寒误下、脾胃阳虚、阳虚体质等的结合可见此象。

【震卦】☳

表虚、中焦虚、里实。

震卦的表、中二爻为阴爻，里见阳爻。此卦象者见表与中焦虚，但为实性体质。如卫外不固、脾阳受损、痰湿体质等的结合即可见此卦象。

【巽卦】☴

表实、中焦实、里虚。

巽卦与震卦相反，表、中二爻为阳爻，而里见阴爻。因此，其是在体质为虚性的基础上，表、脾胃皆呈现实象，代表仅见体质偏颇，或是同时存在表、中焦的实性病变。在虚性体质如阳虚质的基础上，可能存在湿邪壅于体表、滞于脾胃等病变者，可见此体象模型。

【坎卦】☵

表虚、中焦实、里虚。

坎卦的表、里皆为阴爻，中焦为阳爻。首先可以确定此类患者存在表虚和虚性体质的特点，同时脾胃或未受影响，或存在实性病变。如特禀体质，外感风寒，而脾胃未见不和或实邪壅于中焦，皆可见此体象模型。

【离卦】☲

表实、中焦虚、里实。

离卦与坎卦相反，表、里皆为阳爻，中焦为阴爻。此类患者在中焦虚损的基础上，表、里或未见病变，或出现实性病变。第一种情况，不内外因中的过度饮食等因素可能在短期内使健康人的脾胃受损而见此象，此类易于恢复。第二种情况，中焦虚寒与表邪壅滞、痰湿体质等的结合也可见此体象模型。

【艮卦】☶

表实、中焦虚、里虚。

艮卦的表见阳爻，中焦、里皆为阴爻。此类型中焦虚损、虚性体质已然确定，此时患者营卫断然难以相合，因此此类型的表阳爻基本意味着邪气郁于体表。如风寒表实证、中焦虚寒、气虚体质结合者即可见此体象模型。

【兑卦】☱

表虚、中焦实、里实。

兑卦与艮卦相反，中焦、里皆见阳爻，而表为阴爻。此模型表示在卫外不固的基础上，轻者未见脾胃、体质的病变，如风邪犯表；重者则可能见表邪入里之证，同时可能存在如痰湿体质等实性体质。

如此，任何人的任何疾病都可以反映在体象模型之中。本模型的构建思想是将患者个体化的状况拆分到表、中焦、里（体质）三个层次以三因制宜模式分而论之，之后对其进行汇总，综合分析。这样能简化诊疗思路，并能更清晰地根据个体情况给出系统化的诊疗方案。

第八章　二元统一

阴阳与二元统一

宇宙万物的形成、发展、运动变化离不开阴阳。阴阳是对宇宙间相互联系的事物及现象的对立双方属性进行展现和概括，是中国哲学发展史上重要的概念体系，发挥极其重要的引领作用。阴与阳既是独立发挥作用的个体，又是相互推进、你中有我的整体。阴阳是二元统一的，只有理解并能运用阴阳的二元统一关系，才能真正认清万物的本质。

何为阴阳

说到阴阳，我们可能首先想到的是传统太极图中蕴含的阴阳，黑色为阴，白色为阳。大多数人都知道太极图，但是真正明白其中含义的人寥寥无几。太极图的构成是以一个圆圈为整体，被“S”线分为黑白两半，同时各半部分内还有两个相反颜色的小圆圈。以一个大圆圈为整体说明阴阳是完整的。“S”线将圆圈分隔开来以区分阴阳，暗示世界的组合不是固有的一个整体，而是由阴阳两种能量相互结合促进、消长互动形成的。而且，“S”线又蕴含着变化性、独立性的特点，用其划分阴阳说明阴阳双方本身具有相对矛盾性，但又可相互交感而统一。阴阳两半中的两个相反颜色的小圆圈说明阴中有阳，阳中有阴。阴阳不是绝对的，无论是在自然界之中，还是人体之中，阴阳都是你中有我，我中有你，相互推进来发挥各自的功能。太极图具体见图 4。

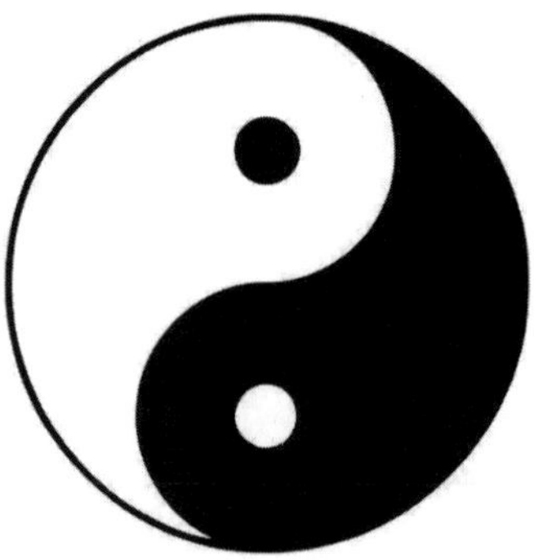

图4　太极图

另外，白色是明亮的、积极的颜色，用白色代表阳，说明阳的特性是运动的、外向的、上升的、温热的、明亮的、亢奋的。而黑色是阴暗的、抑制的颜色，用黑色代表阴，说明阴的特性是静止的、内守的、下降的、寒冷的、阴暗的、低沉的。不难看出对两者的形容是相反的，但合在一起又是完整的，所以阴阳也是对立统一的。

阴阳是对自然界相互关联的某些事物和现象对立双方属性的展现和概括。《黄帝内经》说："所谓阴阳者，去者为阴，至者为阳；静者为阴，动者为阳；迟者为阴，数者为阳。"也足以说明，阴阳的属性既是对立矛盾的，又是相互统一的。

万物蕴含阴阳，阴阳贯穿万物

阴阳具有普遍性，是天地万物发生发展、运动变化的总规律。正如《素问·阴阳应象大论》所说："天地者，万物之上下也；阴阳者，血气之男女也；左右者，阴阳之道路也；水火者，阴阳之征兆也；阴阳者，万物之能始也。"阴阳是贯穿在万事万物之中的。用阴阳的属性划分万事万物，足以说明万事蕴含阴阳，万物的构成离不开阴阳。

结合阴阳的属性，从自然界的角度来看，白天属阳，夜晚属阴；明亮属阳，昏暗属阴；干燥属阳，湿润属阴；春夏属阳，秋冬属阴。白天阳光是充足的、明亮的。我们在白天工作学习，说明白天是积极向上的。此时阳气在自然界中的存在是旺盛的。相反，夜晚是昏暗的、安静的。自然界中的生物大多都需要在夜晚进行休息，补充机体能量。此时阴气在自然界中发挥主导作用。另外，春季与夏季昼多夜少，偏于温暖；秋季与冬季夜多昼少，偏于寒冷。阴阳贯穿于整个春夏秋冬，引导四季的更替与平衡。这也是养生之人善在春夏补养阳气，秋冬滋补阴气的根本所在。正所谓"夫四时阴阳者，万物之根本也。所以圣人春夏养阳，秋冬养阴，以从其根，故与万物沉浮于生长之门"。阴阳属性与自然界生长收藏有着紧密的联系。

结合阴阳的属性，从人体的角度来看，男性属阳，女性属阴；六腑属阳，五脏属阴；腰背属阳，胸腹属阴；体表属阳，体内属阴；头属阳，足属阴；

气属阳，血属阴。其中，对腰背与胸腹的阴阳属性划分可以这样理解。人体脊柱的结构导致身体向前弯曲更加容易而很难向后弯曲。且当我们还是胎儿的时候，脊柱呈现出来的也是向前弯曲的状态。胸腹向内，腰背向外，收敛为阴，开放为阳。与体内和足部相比，体表与头部受到天上太阳照射的时间更长、程度更强，所以也可以用阴阳来区分。阴阳贯穿于人体内外上下，调节着机体的平衡，维持着机体正常的生命活动。《景岳全书》说："人有阴阳，即为血气。阳主气，故气全则神旺；阴主血，故血盛则形强。人生所赖，惟斯而已。"足以说明，气与血是阴阳的化生，共同构成人体，维持人体的生长发育。

五脏整体虽然属性为阴，但是各个脏腑又蕴含着不同的阴阳属性。心肺两脏位置偏上，五行分别属火、属金，前者为阳中之太阳，后者为阳中之少阴；肝脾肾三脏位置偏下，五行分别属木、属土、属水，肝为阴中之少阳、脾为阴中之至阴、肾为阴中之太阴。可见阴阳不仅贯通于万物，还互相渗透、互相包含。正所谓"阴在内，阳之守也；阳在外，阴之使也"。阴阳双方是相互资生、促进、助长的关系。阴阳不仅能够划分人体来相互制约，还能够互相融合而互根互用，共同作用于人体，以维持人体生长发育及脏腑气血功能的平衡。

阴阳与二元统一的关系

二元论是西方哲学非常重要的组成部分，其主要内容和根本目的是对这个世界的对偶性进行更好的阐述。二元论具体分为心物二元、身心二元等类别。但是，二元论的哲学理论太过于强调对偶性事物的完全独立性，忽略了其中相互的联系。二元中的二即指双、偶，代表了事物的双重性、对偶性。二元应该既是对立的个体，同时又是统一联合的整体。二元统一即说明了成偶性的事物是完整的，是相辅相成的。世间万物都受到成偶性的影响，比如天地、昼夜等都是由相对的两个不同属性的事物共同构成的。没有天，地难以受滋润；没有昼，世界只有无尽的黑夜。这就好比我们仰望星空，有时看得到，有时看不到，便是有阴与晴之分。天上的光，有的时候能照得到地上的万物，有的时候却不能照到，这也是因为有白昼和黑夜的区分。可见，世间成偶性的事物都是二元统一的整体，且在对立中统一，在统一中对立。

阴与阳一直作为我国哲学和文化思想发展史上重要的概念体系，发挥极其重要的引领作用。《黄帝四讲·称》道："凡论必以阴阳大义。天阳地阴，春阳秋阴，夏阳冬阴，昼阳夜阴……上阳下阴，男阳女阴，父阳子阴，兄阳弟阴，长阳少阴，贵阳贱阴……"可见，阴与阳也是对偶性的存在。在阴阳学说的发展史上存在很多相互对立又相互依存的对偶关系，比如男女分阴阳。男性与女性的生理及心理存在显著差异，两者的属性既是对立的又是相互依存的。如果只有其中一种性别，人类社会是不完整的，也就不会有繁衍行为。只有两者结合，相互依存，才能在真正意义上构成人类社会。这足以说明，阴阳是二元统一的整体。如果世界上只有阴而没有阳，那世界万物都可能是昏暗的、低沉的、静止的。阴与阳只有在真正意义上达到二元的统一，才能发挥各自的功能，引领万物的发展与平衡。

体质分型不离阴阳

国医大师王琦提出了九种体质，分别为平和质、阴虚质、阳虚质、气虚质、气郁质、血瘀质、痰湿质、湿热质、特禀质。体质的形成与人体阴阳消长平衡密切相关，所谓阴阳消长就是指阴阳双方数量的对比变化。各个体质均由阴阳构成，又由阴阳决定。人体阴阳分别决定机体生理功能、物质基础、生命活动状态。阴阳消长互动决定机体的健康状态。

平和质：阴阳平衡

《素问·调经论》云："阴阳匀平，以充其形，九候若一，命曰平人。"《灵枢·本神》云："平人者不病，不病者，脉口人迎应四时也，上下相应而俱往来也，六经之脉不结动也。本末之寒温相守司也，形肉血气必相称也，是谓平人。"所谓平人，就是身心健康、阴阳平衡、气血调和、正常无病的平和之人。平和体质是机体阴阳平衡、脏腑功能及气血津液运行正常的标志。平和质者阳气充盛足以入阴分，阴阳相交于五脏六腑，使五脏六腑各司其职，发挥正常生理功能以维持阴阳平和。

阴虚质：阴虚生内热

阴虚质的人机体营阴虚损，卫阳不能进入阴分，阴阳失交；阳气长期亢盛于上灼伤津液致阴液亏少，阴阳无法消长平衡而出现虚热、烦躁等证候。另外，有个针对阴虚质的方子交泰丸也体现了阴阳的属性及阴阳平衡的重要性。明代医学家韩懋认为，否之卦象，天气向上，地气向下，取肉桂一钱应天一之数，黄连六钱应地六之数，改卦为泰，名为交泰。天为阳，地为阴，天地相合，阴阳相交，阴得阳升而源泉不竭，阳得阴助而生化无穷。

阳虚质：阳虚生里寒

阳虚质的人机体阳气亏虚，推动温煦作用减弱，营阴失于温煦停滞体内。阳气是维持人体生命活动、生理功能的重要基础。阳气的盛衰不仅取决于先天的禀赋，更取决于后天的养护。饮食、起居、环境、药物均影响体内阳气的盛衰。阳气充足，得以入阴，阴液才能正常流通，阴阳才能真正处于平衡状态。正如《素问·阴阳应象大论》所云："阴在内，阳之守也；阳在外，阴之使也。"可见阴阳需互根互用，阴在内，为阳之镇守；阳在外，为阴之役使。

气虚质：阴阳俱损，阳损及阴

气虚质的人机体一身之气不足，气血津液运行无力，脏腑功能减退。气血是人体生命活动的两大物质基础，"气为阳，血为阴""气为血之帅，血为气之母"，气与血密切相关，同时气血亏虚归根结底在于阴阳两虚。阳气盛衰受外界因素影响。人体之阳气源于太阳光照，太阳为人体阳气充养的关键因素之一。那些长期见不到太阳，在至阴之地生活的人，难以受到大自然阳气的温煦、推动，而导致阳气不足，机体无力生成及运化阴血，阴阳失衡，互动失常，气血失和，日久形成气虚质的状态。

气郁质：阴阳消长失衡，阳少阴多

气郁质的人机体情志不畅，气机失调，气血运行受阻，累积肝脏。肝体阴而用阳，属阴中之阳。肝脏的作用以藏血、疏泄为主。机体长期的情绪异常，直接影响肝脏的生理功能，肝脏无法通达肝阳，阳化气与阴成形两种功能减退，气机阻滞于各个脏腑经脉，阴阳无法消长平衡而出现各种气滞血瘀的证候。《灵枢·行针》云："多阳者多喜。"人喜悦的情绪状态取决于机体肝之阳气的充盛。肝阳充盛而肝气充足，肝脏的疏泄功能得以正常发挥，气机得以调控，精血津液得以流通五脏六腑及各个经脉，使五脏六腑各司其职，共同调节机体一身阴阳平衡，以达阳得阴而化，阴得阳而通之效。

血瘀质：阴阳化生失常，阳少阴成形

血瘀质的人机体血液运行不畅，气机阻滞，血行受阻内结于各脏腑经络。血液运行受到气的推动、温煦作用的影响。"血为阴，气为阳"，机体阳气不足，阴血无法受到阳气的温煦推动，停滞于脏腑经络内，在影响五脏六腑生理功能的同时，亦阻碍阴阳的交感化生。另外，机体阴津不足亦可致血瘀的形成，津血同源，血液受阴津的化生和滋润得以正常运行。当体内津液不足时，血脉中的津液成分也会渗出脉外，使血流量减少，形成血燥津枯、血脉空虚的状态。血燥阴虚日久化瘀，阻遏阳气运行，阴阳相交失常，进而干扰阴阳消长。另外，血瘀质者常伴有神昏谵语、癫狂健忘等神志异常表现，这也是因为机体血瘀日久阻遏阴阳消长化生，不能滋养髓海心神，故神志失常。

痰湿质：阴阳交感失衡，阳不化气阴成形

痰湿质的人机体脏腑功能失调，水湿痰饮内停，痰湿凝聚阻碍气血运行。《景岳全书》云："夫痰即水也，其本在肾，其标在脾。"痰湿质的形成原因就在于脾肾两脏的功能失调。脾肾为先后天之本，相互滋生，相互促进。痰为浊阴，即属性为阴的病理产物。痰湿的运化需要阳气的温煦推动作用。肾阳为一身阳气的根本，受五脏六腑之精而藏之的同时温煦蒸化脾运化的水谷精

微。脾胃为气机升降枢纽，调节一身阴阳的交感互藏、消长平衡。脾肾功能失调，三焦气化失司，气机阻遏；水液的输布、排泄失常，凝聚于体内，形成水湿痰饮。由此可见，痰湿质形成的根本在于阴盛阳衰、阴阳失交，阳气不足无法运化浊阴，浊阴困于体内化成痰湿。

湿热质：阴阳相搏交织

湿热质是比较特殊的体质，这类人机体湿邪内蕴，郁而化热，湿热相交，阻碍气机的正常运行。湿热质阴湿盛、阳热也盛，两者相互交织难分。《温热论》云："湿邪害人最广，如面色白者，须要顾其阳气，湿胜则阳微也。"湿邪为阴，易走下、袭阴位、伤阳气；热邪为阳，易燔灼趋上、耗气伤津。湿热阴阳相搏交织，湿与热在体内纠缠在一起无从分消，弥漫全身，形成湿热体质状态。湿与热的相搏归根结底就是阴与阳的相争。人体阴阳一方出现偏盛或偏衰的情况，另一方则会代偿弥补而偏盛或偏衰，阴阳就无法达到真正意义上的平衡。

特禀质：阴阳先后天失养，阳不足阴过剩

特禀质的人先天禀赋不足，后天失于调养。机体气血阴阳失和而形成过敏体质、生理缺陷状态。过敏体质者阴阳的不平衡与肺气虚的关系尤为密切。肺主皮毛，开窍于鼻，肺气不足则容易发生过敏性鼻炎、荨麻疹等病。肺气不足与阳气虚相关，过敏体质多呈现阳虚的状况，所以很多人对冷空气很敏感。这种阳气不足归根结底在于脾肾阳虚。肾为先天之本、五脏阴阳之本，具有对精气的闭藏作用。肾中精气又分为肾阴和肾阳两个方面，也被称为"元阴""元阳"或"真阴""真阳"，两者共同维护着各脏腑气血阴阳的平衡。脾为后天之本，居中央灌四旁，主要功能为运化水谷精微、统摄控制血液等。《黄帝内经》中提道："脾者土也，治中央。"脾脏位于人体正中，与四脏相连，主要调节机体阳气的运行。脾气充足，脾阳得以贯通上下，气血津液才能更好地受阳气温煦和推动作用的影响而流通一身。气血津液充足，人体阴阳才能平衡，进而机体得养。

无论是平和质，还是八种偏颇体质，其状态形成的根本都源于机体阴阳的盛衰与平衡，从某种意义上来讲，各类体质都是二元统一的。我们只有正确认识阴阳，在真正意义上了解不同体质的阴阳盛衰形成机制，才能在临床的调体中发挥阴阳消长、交感互藏之功，以符合"治病求本"的原则。

八卦与阴阳

八卦是古人认识世界时对事物的归类方法，也是与阴阳、五行一样用来推演空间、时间等世界各类事物关系的工具。八卦的形成与发展离不开阴阳，其整体中又蕴含着阴阳的属性。各个卦象阴阳属性不同，含义与功能亦不相同。只有掌握八卦中阴阳的属性，才能真正理解与运用八卦。

何为八卦

八卦最早是由先祖伏羲氏所画，也被称为先天八卦。后来文王在此基础上，根据当时的历史与环境对其进行了改动，而后逐渐演变为后天八卦。后天八卦图具体见图 5。

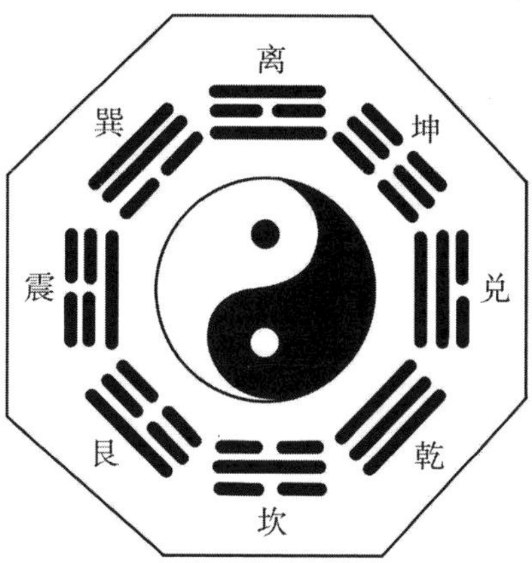

图5　后天八卦图

八卦图中，乾、坤、兑、离、震、巽、坎、艮八种卦象围绕着太极阴阳图，各卦象又由代表阴爻和阳爻的线组成。那么八卦图为何要这样构成呢？

《周易》道:“太极生两仪，两仪生四象，四象生八卦。”所谓太极，就是天地未开，混沌未分阴阳的状态。物极必反而出现分化的现象，进而形成两仪。两仪是使世界万物成对立性、对偶性的事物。两仪在对立互存、此消彼长的过程中逐渐演变为四象。四象的变化进而形成八卦。八卦含有八种元素，其所代表的含义就是宇宙中的天、地、水、火、风、雷、山、泽八个现象。古人认为，世界上的万事万物，都蕴含这八种现象的彼此互动，所以把这八种现象划分为八个卦象。而八个卦象又分别由“⚊”“⚋”两种线条构成。这两种线条有何意义呢？拿乾卦来说，乾为天，天在上，所以乾位于先天八卦的正上方。天空是一望无际的，我们能看到的天也是连续不断的，所以它是由“⚊”来表示。而所谓人外有人，天外有天，所以它的三条爻线均为“⚊”。再比如坤卦，坤为地，地是不平整的，大地会被江河隔开，会被大海分离，所以它是由断开的“⚋”爻线表示。同样，地下还有我们未知的地，所以它的三条线均为“⚋”。其他六种卦象下的爻线也均与它们所代表的宇宙中的元素特性密切相关。这就是八卦图的形成与特点，可见八卦蕴含着世间万物的发展与变化，同时展现了古人卓越的智慧与思想。

八卦的形成离不开阴阳

八卦中蕴含着太极的演变，而太极是典型的阴阳消长互动的过程，所以阴阳同样贯穿于整个八卦之中。八卦的重要元素八个卦象也与阴阳有着密不可分的关系。八个卦象代表的宇宙元素天、地、水、火、风、雷、山、泽都分别蕴含着不同强弱水平的阴与阳。在不同的卦象中，阴阳所起的作用也不相同。而每个卦象下的爻线也蕴含着阴阳的属性。以“⚊”为表现的爻线代表了阳爻，而以“⚋”为表现的爻线代表了阴爻。

从光的角度来看，人类的生活与生长发育离不开光，最典型的光照就是阳光，阳光称得上是“生命的源泉”，它是明亮的、温暖的，是阴阳中阳的象征。倘若用“⚊”与“⚋”代表光线，“⚊”是完整的、持续的，那么光就是时刻保持充足状态的，所以为阳爻；反之，“⚋”是中断的，光源断了，就只剩下无尽的黑暗，所以为阴爻。阴爻、阳爻相组合，共同融入八种卦象，以此构建成为一个整体。就男女阴阳而言，男女是最基础的阴阳，阴阳相合而得以繁衍后代。因此，父为纯阳，则代表乾卦，由三条阳爻构成；母为纯阴，则代表坤卦，由三条阴爻构成；子女后代根据长幼进一步划分阴爻与阳爻的位置而形成不同的卦。由此可见，八卦是一个从阳到阴，又从阴到阳，阳中有阴，阴中有阳，循环往复的整体。

对于乾坤两卦而言，乾代表天，坤代表地，天与地是最大的阴阳。天为阳，地为阴。乾卦为天在上，是光与阳最充足的地方。万物受天的笼罩与滋养，天是能量的汇聚与代表，所以乾用三条阳爻线表示，突出了其极阳的特点。坤卦为地在下，是暗与阴的象征。天地属性截然相反，地所蕴含的是极阴的特性，所以用三条阴爻线表示。由乾坤代表的天地间的极阴极阳是最为典型的，其他六种卦象由乾坤演变而来。

对于巽卦而言，巽代表风，风为阳，风行于天之下。地上的生物可以感受到风的吹拂，比如花草树木受到风的影响而摆动。地上的生物因风而变动，所以巽卦用上面两条阳爻和下面一条阴爻来表示，突出了巽卦风的属性。

对于离卦而言，离代表火，火为阳，火起于地面。大家都知道，火的内焰温度最低，外焰温度最高，且地面不会因为火而断裂，天空也不会因为火而出现裂缝，火只停留在天地之间，影响天地之间的事物。所以，离卦用上下两条阳爻和中间一条阴爻表示，突出了离卦火的属性。

对于兑卦而言，兑代表泽，泽就是指水汇聚之处。古人认为，泽面是完整的、平面的，泽下是厚厚的污泥，也是固定不动的。我们望向水面，可以看到映照在水面上的天空，天空本是一望无际、完整无缺的，但是映照在水面上时，受到水波的影响，经常会出现缺失。古人发现这个奇妙的现象，所以兑卦用上面一条阴爻和下面两条阳爻表示，突出了兑卦泽的属性。

对于震卦而言，震代表雷，雷来源于天空。雷雨交加时，天空中大多布满乌云，太阳也被遮住，抬头望天，给人一种阴暗、压抑的感觉。而当打雷的时候，乌云下会出现明亮而又锐利的闪电，伴随着巨响，划破天空。地面因闪电而变得明亮，甚至一些树木或者其他生物会因为闪电而起火。火为阳，与天空的寒冷、阴暗对比，地面是相对明亮的。所以，震卦用上面两条阴爻和下面一条阳爻表示，突出了震卦雷的属性。

对于坎卦而言，坎代表水，水为阴，水是流动的、冰冷的。水可以指大海，也可以指污浊的水沟。以海水为例，以地面为基础，海水中存在多种运动的、活跃的生物，但站在地上的我们只能看到波涛汹涌、阴冷的海面。所以，坎卦用中间一条阳爻和上下两条阴爻来表示。有意思的是，我们将坎的卦象竖着看，正好与甲骨文中的“水”字十分相似。

对于艮卦而言，艮代表山，山起于地面，常年固定不动，使地面变得不再是平整、辽阔的。我们在爬山的过程中都会发现，爬到山的中间时，树荫浓密，很少被阳光照射到，甚至有时候会觉得阴森害怕；而到达山顶后，阳光充足，身体感觉也随之变化。这足以体现艮卦中阴阳的分布，所以艮卦用上面一条阳爻和下面两条阴爻表示，突出了艮卦山的属性。

阴阳失衡致病

健康、积极、向上是人类发展应有的特点。在发展过程中，生病是在所难免的。导致机体生病的原因众多，其中阴阳失衡是疾病发生的根本原因。人之所以健康，是因为体内阴阳平衡，阴阳消长、交感、互用等功能均处于正常状态。当这些功能发生变化导致阴阳在体内失衡，病邪自然会随之侵袭机体而致病。

何为阴阳失衡

阴阳是两种正反属性的二元统一，是古人在观察自然现象中归纳出来的，是对自然界相互联系的某些事物属性的概括。阴阳既然是二元统一的，在正常情况下就应该是平衡的。阴阳通过消长互动、交感互藏、互根互用来维持两者之间的动态平衡，机体因阴阳的平衡而得以正常生长与发育。阴阳平衡，才能正常推动气血津液的运行，五脏六腑才能各司其职，更好地发挥各自的职能。阴阳如果失衡，即阴阳之间的消长与交感受多种因素的影响而失于平衡，就会出现阴不制阳，阳不制阴的病理变化。阴阳失衡同时也会使五脏六腑、气血、经络失调。脏腑功能失常，表里气机出入、升降运行受碍，阴阳无法相互调节、转化而出现阴阳偏衰、阴阳偏盛、阴阳亡失、阴阳离决、阴阳格拒的病理变化。

阴阳失衡如何致病

当我们身体的阴阳失去应有的平衡后，气机就会发生紊乱，导致气血运行受阻，五脏六腑的功能也会受到影响。阳不入阴，阴不纳阳，机体就会出现各种各样的症状。

对于阳偏盛的人而言，体内阳热之邪过于旺盛，但正气未受损伤，而表现出亢奋、热盛、代谢功能亢进等病理状态。导致阳偏盛的原因有很多，主要以饮食过于辛辣刺激、喜食肥甘厚味，自身功能病理性亢奋，过量服用或误服大补之品等因素为主。阳热之邪长时间停于体内，就会出现燥热大汗、口干口渴、胸中烦闷、失眠多梦等表现，甚至还会进一步影响神志而出现神昏谵语、中风癫狂等症状。此外，倘若机体阳盛太过，还会耗伤体内真阴。阳化热，热灼伤津液，津液属阴，大量的阴液被阳热所耗伤，就会同时出现阴虚的症状，如潮热盗汗、头晕目眩等。

对于阴偏盛的人而言，体内阴寒之邪过于旺盛，但正气未受损伤，而表现出寒冷、痰饮、水湿、代谢功能减退等病理状态。阴阳本是平衡的，但因患者喜欢吃生冷、寒凉的食物，或者长时间居住在寒冷潮湿的环境中就会出现寒滞中阳的表现。阴寒之邪阻遏气血的运行，影响五脏六腑的功能与代谢水平，机体就会出现怕冷、四肢不温、腹泻便溏等症状。长时间的阴寒偏盛，还会导致人变得焦虑、抑郁，失去基本的社交能力。此外，倘若机体阴寒太过，还会损伤体内真阳，首先影响的就是人体的气血。血为阴，气为阳，阴寒偏盛，阻遏阳气，气无法正常运行而失去推动、温煦的作用，阴血则会凝滞于五脏六腑及各个经络之中，机体就会出现腰膝酸软、少气懒言等症状。

对于阳偏衰的人而言，体内阳气不足，各脏腑功能衰退，代谢活动低下。导致阳气不足的原因是什么呢？有的是由于先天禀赋不足，有的是由于后天失于调养，如过服寒凉之品、不爱运动等。总体而言，还是脾肾功能低下导致的。肾阳为一身阳气的根本，脾阳在运化过程中起温煦作用。脾肾之阳不足，脏腑气血失去温煦、运化之功，机体就会出现畏寒怕冷、水谷不化、大便稀薄、喜热饮等表现。此外，机体阳气损伤到一定程度，还会出现阳损及阴的病理状态。“无阳则阴无以化”，阳气虚衰日久累及阴精生化不足，患者在阳虚的基础上还会出现阴液亏少的表现。比如，肾脏的作用是藏精，肾阳不足，肾藏精的功能就会受到抑制，精关不固进而损伤肾中阴液而出现肾中阴阳俱衰的病理状态。机体阳虚日久，卫阳不固，自汗频出，机体内的阴液不断流失，进而出现畏寒肢冷、自汗盗汗等症状。

对于阴偏衰的人而言，体内阴液亏虚，阴不足无法制约阳气，阳气过于亢盛而出现虚热的表现。导致阴液亏虚的原因有很多，如情志过极化火而伤阴耗气，久病体虚而损伤阴血，过服温燥之物而耗伤阴液等。阴液的亏少、阳热的偏盛导致患者出现虚热烦躁、牙龈肿痛、虚火内生等表现。此外，机体阴液耗伤到一定程度，还会出现阴损及阳的病理状态。体内阴寒过于旺盛，寒凝气滞，阳气的运行受到阻碍，阳气无所依附而耗散，从而在阴虚的基础上又伴有阳虚的表现。比如，肝肾阴虚的人，随着病情的发展，耗伤肾阴的同时又损伤肾精，累及肾阳，导致肾阴与肾阳皆虚，从而出现畏寒怕冷、腰膝冷痛、夜尿清长等阴阳俱损的表现。

还有两类比较特殊的阴阳失衡致病的病理状态，那就是阴阳格拒与阴阳亡失。所谓阴阳格拒，就是指机体阳热或阴寒的某一方过度旺盛或壅遏，而导致体内的阴阳之气不能相互维系、相互顺接，进而出现相互排斥、相互格拒的表现。

阴阳格拒分为阳盛格阴、阴盛格阳两种。对阳盛格阴的人而言，体内阳热之邪过盛，深藏于身体的最里面，阳气与阳热同时壅遏于体内，不能外透布达于体表，身体表面失去阳气与阳热的温煦而恶寒、肢体冰冷，但又不想添衣盖被。此时则是由于邪热炽盛于内，逼迫阴寒停滞于外而形成真热假寒的病理状态。对于阴盛格阳的人而言，体内阴寒之邪过盛，气血津液无法正常运行，逼迫衰竭之阳外浮体表，阴阳无法维系，阳困于外，阴滞于内而出现面红、体热、口渴，但四肢厥冷、小便清长等表现。此时则是由于阴寒炽盛于内，逼迫阳热停滞于外而形成真寒假热的病理状态。

所谓阴阳亡失，就是指机体的阳气或阴液突然急剧地脱失，如大出血、大吐等津液气血的大量损伤，致使脏腑功能及机体代谢突然减退及衰竭，而出现阴阳大量损伤，极度亏虚的表现。

阴阳亡失分为亡阴、亡阳两种。亡阴之人常由于邪热炽盛耗伤阴津、外伤大量出血、久病大汗等，导致体内阴液突然大量耗失，阴精亏竭，阴失去滋润濡养的作用而出现汗出如油，昏迷谵妄，烦躁喘咳，脉虚数无力等虚热衰竭危象。亡阳之人常由于阴寒之邪极盛，机体过劳损伤阳气，急性吐泻，过服下、汗、吐等药耗伤大量阴液等导致阳随阴脱，机体失于阳气的温煦、推动、固摄作用而出现大汗淋漓，手足厥冷，精神萎靡，昏迷痴呆，脉微欲绝等虚寒衰竭危象。

阴阳失衡致病，临床如何治疗

辨证论治是中医认识疾病、治疗疾病的基本原则，是中医对疾病的一种特殊的研究方法。其包括辨证和论治两个过程。证的辨别基于医者望闻问切，综合分析归纳而成。辨证依赖于八纲的基础，而阴阳为八纲中最为重要的部分。古语有云："一阴一阳之谓道，偏阴偏阳之谓疾。"可见阴阳盛衰是疾病发生的重要原因，通过辨证阴阳才能进行下一步的治疗。治疗中也应以阴阳为基础，调节阴阳的平衡是治疗的关键所在。《素问·至真要大论》道："谨察阴阳所在而调之，以平为期。"可见治病立法，应当重在调理阴阳，以维持阴阳平衡为治病之本才能真正地治疗疾病。

阴阳偏盛的治疗应遵循损其有余的原则，阳盛泻其阳，阴盛损其阴，以达阴阳平衡。对于阳偏盛的患者，阳盛则热，应采用寒凉药物来泻其偏盛之热。如治疗气分热盛证常用的白虎汤，方中大寒之品石膏清热泻火，配合知母滋阴泄热，可以很好地清泄阳明过于旺盛的热。同时，可以选取合谷、曲池、大椎等穴位进行针刺治疗，使脏腑经络蕴积的邪热得以宣泄，通经行气，调和阴阳。对于阴偏盛的患者，阴盛则寒，应采用温热药物来温其偏盛之寒。同时，可以针灸太溪、足三里、关元等穴位来调动机体阳气，使阳气充足能够制约旺盛的阴寒之邪。

阴阳偏衰的治疗应遵循补其不足的原则。对于阳偏衰的患者，应采用温热药物来补其阳气，如附子理中汤、建中汤等。比如，临床医生在治疗肿瘤疾病时常使用附子这味中药。有学者认为，80%的肿瘤患者属于阳虚证，应以扶阳、攻补兼施为原则治疗肿瘤。附子具有回阳救逆、补火助阳的功效，可以有效地促进全身血液的循环，缓解阳虚寒凝而导致的疼痛、畏寒等一系列症状。同时，可以针灸足三里、关元、气海及督脉上的穴位来温补阳气。气得以顺，阳得以通，阳虚才能更好地得以补养。对于阴偏衰的患者，应采用滋阴的药物来补其阴液，如六味地黄丸、生脉散、益胃汤等。比如，临床医生在治疗消渴病时，对于肾阴不足证的治疗常采用知柏地黄丸、生脉散等药物来固肾滋阴，以有效缓解患者腰膝酸软、口干唇燥、皮肤干燥等阴虚证候。同时，可以选取针刺肾俞、三阴交、阴陵泉等穴位以滋阴清热、调节阴阳平衡，使阴阳得以交感互助。

对于阴阳格拒的治疗，首先应分清虚实，辨别是阳盛格阴还是阴盛格阳，然后再采用“热因热用”“寒因寒用”的原则逆其证候性质而治，从而真正调节阴阳。阴阳亡失的治疗则需遵循“壮水制火”“回阳固脱”的原则来对大量急性损伤的阴阳进行紧急的干预。安宫牛黄丸常用于治疗阴阳亡失后的神昏、中风。同时，针灸百会、印堂、水沟、合谷、少冲等穴位也可以起到开窍醒神、回阳救逆的辅助作用。

体象与阴阳

象的呈现无处不存在阴阳，同时观察阴阳也要用象。而象作为《周易》的核心方法包括两类：阴象，为地，为体，为无；阳象，为天，为用，为有。因此，宇宙万物也可以划分成两大类象，分别为阴类象和阳类象。只有掌握阴阳与象的关系，才能真正理解阴阳属性的原理、临床辨证论治的特性、体质的辨识、八卦与病证之间的联系。

象与阴阳，如何体用结合

中医植根于中国传统文化，其诊断和治疗不可避免地受到中国哲学的影响。其中，重要的有阴阳学说、五行学说，阴阳又同时贯穿于五行之中。中医的各种理论概念，均包含了古人丰富的实践观察和经验，其将万物所呈现出来的状态加以提升而形成象，再通过象抽象到阴阳。象所呈现的形式是千变万化的，凡是我们能看到的、闻到的、尝到的、听到的，都可以称为象。正如《素问·五运行大论》中所说："天地阴阳者，不以数推，以象之谓也。"可见阴阳与象之间有着紧密的联系。

世间万物都蕴含着象，象代表了万物的属性。万物分阴阳，天为阳、地为阴；昼为阳、夜为阴；男为阳、女为阴等。它们各自属性所代表的象或归于阴，或属于阳。其源于象的分类，受到实践观察的影响。"因象而类聚，因象而相求，因象而各从其根"，说明了象与象是可以相互结合的。同气相求的事物会因为个体本身的属性与特征相似而形成共同的象，共同的象凝结了个体的共性，增强了万物之间的联系，同时引导阴阳与象的结合。

就天与地而言，天在上为阳、地在下为阴，可见阳的属性是往上走的，阴的属性是往下走的。而上又与升、发、浮、动等状态相似，因此事物的属性符合上升、生发、浮动等象的特征时，都可以归结于阳；相反，下与降、收、沉、静等状态相似，因此事物的属性符合下降、收敛、沉静等象的特征时，都可以归结于阴。就水与火而言，水的属性是寒冷、阴沉的，水往下行符合阴的属性；火的属性是炽热、明亮的，火往上行符合阳的属性。当我们的身体出现发热、口渴、咽喉肿痛等症状时，我们可以联想到这与火的属性十分相似，所以就有了"上火"这个词。同样，当我们的身体出现畏寒肢冷、痰湿壅盛的证候时，我们会感觉身体如同浸泡于冰冷的水中一般，进而有了阴盛而寒的理论。这正是由证候与事物之间的共性而形成的统一的象。这也是在临床舌诊时看到黄苔、白苔、水滑苔时能确定是阳热炽盛还是阴寒水湿的关键所在。

类似的例子还有很多。比如，脉象中的弦脉在触摸的过程中应指如同琴弦一般，滑脉在触摸的过程中应指如同球珠滑动一般，细脉在触摸的过程中应指如同细线一般。通过自然界中的事物和表现形成的象与脉象相结合，能够帮助我们对脉象加以认识与记忆。舌象中的裂纹舌表现为许多小裂沟从舌体表面中间发出，向侧面放射分布，形状与干涸的土地形成的裂纹很相似，由此命名为裂纹舌。并且，土地干涸是因为天气太过于炎热，水分大量流失而导致的，所以医者在看到裂纹舌的时候，也会考虑患者是否伴有体内热邪壅盛、阴液亏虚、阴血亏虚等情况。厚腻苔苔质细密、颗粒细腻，多见于湿浊证、痰饮证。自然界中能想到的湿浊之物便是沼泽地，沼泽地是由于土壤表层长期过于潮湿而形成的，给我们的感觉正是厚腻的、浑浊的，所以当我们看到舌苔呈现厚腻苔时，首先考虑是否与机体湿浊之邪偏盛、痰湿壅遏有关。

体象思维与阴阳学说是如何指导临床的

在中草药方面，不同的药物呈现不同的象。很多药物的特性与自然界规律相同。比如百合花，朝开暮合，与自然界中的绝大多数生物的睡眠习惯相同，所以百合具有宁心安神的作用，临床常用于治疗睡眠障碍。另外，很多药物的特征与人体有着共同的象，那么它就可能治疗人体对应部位的病证。比如五加皮与香加皮等干燥植物根皮类药物，与人体皮肤相互对应，因而具有利水消肿、强筋健骨的作用，常用于治疗肢体浮肿、筋骨痿软等病证。油松节、鸡血藤、络石藤等药物与人体筋脉关节相互对应，因而具有舒筋活络、通利关节的作用，常用于治疗关节疼痛、风湿骨痛等病证。核桃外形与大脑相互对应，所以能用于补脑。沙苑子外形与肾脏相互对应，所以能用于补肾。牛膝其节如膝，所以用来治疗膝胫之疾。续断因其名而用于治疗筋伤骨折。一些药物的药象与临床所呈现出来的病证相反，也可以用于治疗相应疾病。比如蝉蜕这味药，我们都知道，蝉在白天会持续发出叫声，但到了晚上就变得悄无声息了。而这正与小儿夜啼证所表现的症状相反，因此用蝉蜕来治疗小儿夜啼效果更佳。

在中药的应用中同样蕴含着阴阳与体象的关系。比如医家唐容川曾说：“荷藕中空，即离象也。生出莲叶，其形仰盂，即先天之离变为后天之震，开花色红内虚，又是象先天之离。生出莲藕，又是仰盂，象后天之震。至于莲子，外白肉内青心，亦象离中虚，又将来生莲叶之先天也。然莲子非入水不能生叶，盖离之上爻必变为阴乃成震卦。水者阴也，莲子入水，是离体之上加以阴爻，逐变为震卦矣。”而在《本草纲目》中记载的采用清震汤（荷叶、升麻、苍术）治疗雷头风证的案例中，荷叶的运用也正与唐容川的理念相互呼应。震的属性为雷，荷叶的形象属于震体，其颜色又为青色，两者有着共同体象特征，因此治疗的效果更加显著。

阴阳和八卦所呈现的体象与临床的诊治也存在着密切的联系。八卦中的各个卦象蕴含着不同的阴阳哲学。阴爻与阳爻的差异导致其所呈现的象大不相同。阳爻为实、阴爻为虚，三条爻线分别代表了表里中焦的虚实情况。表可以指体表、表邪，也可以指在外表现的症状；里可以指体内、脏腑气血，也可以指根本体质；而中焦则可视为脾胃。其中，实可以代表实邪，亦可以代表健康、平和，需通过辨证分析来判断。再通过阳所代表的光明、炎热、动态、亢奋的象，阴所代表的阴暗、寒冷、静止、抑制的象相结合而形成不同的象型。

对于乾、坤两卦而言，乾由三条阳爻构成，我们可以把它视为表实里实中焦实型，既可表现为表里中焦俱实证，又可表现为表里中焦俱无病，体质为平和体质之人。临床对于表里中焦俱实证患者，应以清泄实热为主，辨证论治，若气血瘀阻，则联合活血化瘀、行气消滞类药物，若外邪壅盛，则联合解表祛邪类药物。比如临床常见的气分热盛证，就可以被视为乾卦体象，患者伴有大热、大渴、大汗、脉洪大、心烦、谵语、大便干燥等表里中焦俱实的证候。采用白虎汤治疗，方中石膏大寒可以很好地清表里之热；知母苦寒滋阴，可以有效地滋阴生津、清中焦实热。坤由三条阴爻构成，我们可以把它视为表虚里虚中焦虚型。临床对于此类患者，应以温补虚寒为主，辨证论治，若气血不足则联合补气生血类药物，若阴阳不足则联合补阴阳类药物，若津液不足则联合生津润燥类药物。比如临床常见的阳气不足的风寒感冒、表证未解又误用泻下药而导致的表里俱虚证，都可以被视为坤卦体象。而在用药方面，此象多采用桂枝人参汤来治疗，方由桂枝加理中汤构成。桂枝温经通脉、助阳化气，联合理中汤温中健脾、温阳散寒之功，共奏温中化寒、通阳出表、表里双解之效，是治疗表虚里虚中焦虚型的经典方药。

对于坎、离两卦而言，坎由上下两条阴爻、中间一条阳爻构成，我们可以把它视为表虚里虚中焦实型，这该如何理解呢？我们可以这样想，患者的体质本身是虚亏型的，如阳虚质型、气虚质型、阴虚质型等，气血阴阳亏虚，营卫失和，卫气失司，御邪无力而见表虚，但是患者阳虚日久则寒凝于中焦、阴虚日久则热结于中焦，而导致中焦脾胃实热、实寒明显，所以出现表虚里虚中焦实的类型。临床在治疗此类病证时，应该先泄其中焦实热，常采用泻心汤来泻火燥湿，待中焦湿热清除后，再补其表里虚损，同时改善患者体质偏颇，阳虚补阳、阴虚补阴、气虚补气、血虚补血，从根本上改变里虚的体质状态。离由上下两条阳爻、中间一条阴爻构成，我们可以把它视为表实里实中焦虚型。那么结合坎卦的分析，就可以明白它是表实里实中焦虚。表实就是指体表受到了实邪的侵袭，或出现以阳热、气滞、血瘀为主的实证；里实则指患者为气郁质型、血瘀质型等实性体质，或患者因体内热盛、气机运行不畅、瘀血内阻等原因而出现心烦、不寐、目赤头痛等里实证表现；中焦虚则指患者中焦脾胃虚弱，阳气不足，而出现便溏、胃痛喜温喜按等中焦虚寒的症状。临床在治疗此类病证时，应该先以温补中焦虚寒为主，常采用小建中汤来治疗，随后再泻其表里之实邪。此外，还要在治疗的过程中对患者实性体质进行有效的调体。

为什么要如此重视调节中焦虚实呢？我们可以这样认为，中焦是脾胃所在的位置，脾为气机升降的枢纽，脾胃是血液、营养生化的来源，阴阳的消长平衡与交感互藏都受到气机和营血的影响，表里虚实的关键在于阴阳的平衡，体质的形成也与阴阳密切相关。所以，调理中焦脾胃，气机才能得以畅通，升降的枢纽才能真正被打开，气血津液运行通畅，阴阳自然就平衡了，那么表里的虚实也就因此得以调节。

对于震、艮两卦而言，震由上面两条阴爻、下面一条阳爻构成，我们可以把它视为表虚里实中焦虚型。那么什么样的病证才属于表虚里实中焦虚型呢？举个例子，患者的体质为气郁质型、血瘀质型、痰湿质型等实性体质。而痰湿困脾、气血瘀滞日久均可耗伤脾阳。中焦脾胃为一身气机的枢纽，脾气主升、胃气主降。脾胃虚弱，上输于心肺的水谷精微不足，导致心肺功能受到影响，肺卫不固，患者就会出现表虚的一系列症状，且更容易受到外邪的侵袭。此时应当先对患者进行解表祛邪，同时还需要针对气滞血瘀、痰湿困脾等困遏脾阳的证候进行干预，气血通畅、痰湿得除，中焦脾胃功能才能真正得以发挥，一身之气才能得以调节。艮由上面一条阳爻、下面两条阴爻构成，我们可以把它视为表实里虚中焦虚型，这就很好理解了。比如《伤寒论》中所述，"发汗后，身疼痛，脉沉迟者，桂枝加芍药生姜各一两人参三两新加汤主之""太阳病，外证未除，而数下之，遂协热而利，利下不止，心下痞硬，表里不解者，桂枝人参汤主之""本太阳病，医反下之，因而腹满时痛者，属太阴也，属桂枝加芍药汤""下利脉大者，虚也，以强下之也。设脉浮革，肠鸣者，属当归四逆汤"。以上的这些病证，或身疼痛，脉沉迟，或下利有痞，或腹满时痛，均系表邪未解，而里气已虚，中焦脾胃亦受到影响而虚衰，这就是所谓的表实里虚中焦虚的特点。临床的治疗应当注重温里虚与中焦虚，再加解表药进行解表，否则大量解表实热的药物进入患者体内会进一步损伤中焦脾阳之气，同时加重里虚寒的程度。

对于巽、兑两卦而言，巽由上面两条阳爻、下面一条阴爻构成，我们可以把它视为表实里虚中焦实型。一种情况，可以把它理解为患者仅为偏颇体质，但表与中焦并未受到影响，脏腑气血功能亦正常，此类患者仅需要对偏颇体质进行调体治疗，以遵循"未病先防"的原则。还有一种情况，患者因饮食不节、进食肥甘厚味导致湿热停滞于脾胃，影响脾胃的正常运化，而出现泄泻的表现，同时湿热壅盛机体还会出现水肿、按之凹陷等实证，因此表现为表实里虚中焦实的象型。此时应当以祛其中焦湿热为关键，湿热得以清除，泄泻得以止，停滞于表的湿热之邪也可以得以清除。兑由上面一条阴爻、下面两条阳爻构成，同样我们可以把它理解为患者体质平和，仅受到外邪侵袭，脏腑气血功能未受到影响，比如常人普通的感冒、受风头痛轻症等，此时只需要对患者进行解表祛邪就可使其得以恢复。另外，如果在辨证论治的时候，发现患者既有汗出恶风等表虚症状，又见腹痛便秘等里实症状，则说明表邪已入里，出现表虚里实的错杂证候。这时的兑卦下面的两条阳爻就不能代表平和无病，而应表示实邪。所以，临床对于表虚里实证就应该以解表与通里相结合来治疗。

我们要真正理解与运用八种卦形所代表的不同卦象，结合阴阳学说来具体分析，并通过辨表里、辨体质、辨脾胃虚实来制订不同的治疗方案，形成一套完整、新颖的治疗思路和流程，这对临床的诊疗有着十分重要的作用。

第九章　求源归本

中医整体观

中医学是一门非常注重整体观的医学，无论是人自身的小整体，还是人与大自然这个大整体，整体观的思想贯穿中医始终。整体观来源于中国古代哲学思想，其是用宏观思辨的模式指导进行医疗活动的。无论是“治未病”的预防，还是中医诊疗都需要从全局出发，所以头痛不单纯是治头痛，脚痛也不单纯是治脚痛，而是与全身的气血运行相关。这种整体观，是对人体生命现象及相关事物的全面认知，是对人的生物性及社会性的全面把握。

中医整体观的内涵

中医整体观最基础的就是要考虑到人的整体性，包含构成人体的五脏六腑、四肢百骸之间在结构上的不可分割，功能上的互相协调，病理上的互相影响，同时形神也是一体的。这就说明，无论是在生理上，还是在病理上，都要考虑人是一个整体运行的个体。中医经常说的五脏体系就是整体观的代表。比如肺与大肠相表里。肺气不足导致的疾病，我们能够考虑从大肠去治疗。因为肺与大肠相表里，所以很多时候润肠通便是治疗燥热咳嗽的方法，也就是说通腑泄热可治热咳。另外，如果是眼睛又干又红，我们也可以通过清泄肝热的方法来治疗，因为肝开窍于目。

另一方面，人与自然、与社会也是不可分割的整体。自然环境中，如五运六气对人的影响，可导致有些人患节气病，还有一些季节性很明显的疾病也与自然关系密切。整体环境中除了自然环境因素，还有社会环境因素，包括富贵贫穷、动荡变迁，其也对人体的健康与疾病有十分明显的影响。特别是在战争年代，很多人饥寒交迫，脾胃一直得不到很好的补养，这也是当时李东垣开创“补土派”、著写《脾胃论》的重要原因。

《黄帝内经》认为，人是应天地之气而生的，正所谓“人生一小天地”。万物皆由天地所生，“故天有精，地有形，天有八纪，地有五里，故能为万物之父母”。天地是万物产生的“父母”，那么人作为其中一物，也自然离不开天地的影响。懂得这些道理的人，对上，顺应天气来养护头颅；对下，顺应地气来养护双脚；居中，则依傍人事来养护五脏，即“惟贤人上配天以养头，下象地以养足，中傍人事以养五脏”。又“天气通于肺，地气通于嗌，风气通于肝，雷气通于心，谷气通于脾，雨气通于肾”，即天的轻清之气通于肺，地的水谷之气通于咽，风木之气通于肝，雷火之气通于心，五谷之气通于脾，雨水之气通于肾。天地之万物与人体脏腑相通。

所以，中医整体观是把天、地、人统一起来进行分析认识，强调阴平阳秘、形神合一、天人相应。中医历来重视自然、社会、生理和心理等诸多因素对人体疾病的综合作用，所以除了自然环境因素，其还强调社会背景、人文环境、生存状态，以及精神心理和人体生命质量的协调性、统一性，可以说其是从哲学的高度来研究人体的生理、病理及疾病的发展规律。

天人相应四时整体观

天人相应是中医理论里非常重要的一个观点。《灵枢・岁露论》说：“人与天地相参也，与日月相应也。”这是中医关于天人相应观点的论述。人与天地日月息息相关，人需要吸收天地之精华而生存。《素问・宝命全形论》说：“天覆地载，万物悉备，莫贵于人。人以天地之气生，四时之法成。”说明人与自然界是一个动态变化的整体，天地四时之气造就人，也在不停影响人。自然界的运动变化，无时无刻不对人体产生影响。所谓的四时，就是四季，每个季节都有它自己的特征，人顺从四时之变化而养生才能健康。“清阳上天，浊阴归地，是故天地之动静，神明为之纲纪，故能以生长收藏，终而复始”。无形的清阳上升于天，有形的浊阴下归于地，所以天地的运动与静止，是由阴阳的神妙变化来把握的，因而能使万物春生、夏长、秋收、冬藏，终而复始，循环不休。四季气候有着春温、夏热、秋凉、冬寒的特殊性能，根据自然界这种温热凉寒变化，人也要遵循四季生长收藏、阴阳消长的变化过程来生存。

中医诊疗整体观

中医无论是在治疗上，还是在预防上都体现了这种整体观。中医在对疾病的认识上提出了三因学说，认为除了要考虑外界因素（也就是因时、因地，“必先岁气，无伐天和”是治疗原则的灵活发挥），最关键的还是注重人的个体差异性，即因人制宜。面对同样的疾病，人的体质不同，治疗上也要有所区分进行用药。而人又是身心一体的，浮躁的社会环境会使越来越多的人患情志病。医生在诊病时当“上知天文，下知地理，中知人事”（《素问·气交变大论》），这就是中医整体观心理层面的应用，也是好的中医非常懂得在心理上安抚患者，让他们的心理感受好些的原因。反映在预防学和养生学上，则是倡导顺应自然，日出而作，日落而息，“春夏养阳，秋冬养阴”。中医学本身就是一种整体观诊疗模式，与西医学的社会－心理－生物医学模式有着惊人的相似之处。

太极为“一”

太极是从《周易》角度揭示宇宙整体的一个载体与象。《周易》与中医学有着千丝万缕的联系，它们都以“天人合一”为核心指导思想。《周易》更偏重天人关系中天、地的重要作用，注重外环境及时空对人的影响作用。而中医学则是把人作为研究对象，同时关注天、地对人健康的影响。我们在学《周易》的时候要契合实际，其实一切现象和规律都是有其能说得通的逻辑与道理的，如果一味地神话，就会走入“玄学”和“迷信”之中，难以让人信服。所以，我们要用一种做学术的态度去了解和运用它。

什么是太极

所谓太极，从宇宙万物的角度来说，就是阐明宇宙从无极而太极，至万物化生的过程，这个过程是一个统一的整体。我们可以把太极视为天地未开、混沌未分阴阳之前的状态。太极出自《周易》，是《周易》的精髓。很多时候，“太”字与“大”“泰”等字通用，都有原初、极大、无以复加的意思。但是“太”又不是一般概念上的“大”，是大中之大；同时“太”又比“泰”简单，代表了原始、古老的含义。“极”字代表了极点、极致、极限，既可以代表极大，也可以代表极小。“太”是一个时间概念，而“极”是一个空间概念，“太极”合在一起不难理解，就是指世界的开始与发展，是大小极限的状态。此外，《周易·系辞上》中有一段话是这样说的：“易有太极，是生两仪，两仪生四象，四象生八卦。八卦定吉凶，吉凶生大业。”可见太极是易的基础，也是两仪、四象、八卦、吉凶的基础，所有它们之间的联系都以太极为开端。太极是事物联系、演变的统一。

关于太极的含义还有很多种阐述，如陈淳云“太极之体浑沦”、《易学启蒙通释·卷上》道“太极形而上者也”。这些足以说明太极是最为原始的，其变化莫测，不可一言概之。太极是宇宙最初浑然一体的元气，是虚无本体的存在。其次，崔憬认为“四十九数合而未分，是象太极也。今分而为二，以象两仪矣。分揲其蓍，皆以四为数。一策一时故四策以象四时也”，可见大衍之数四十九未分为太极。周敦颐在《太极图说》中说过这样一个观点：“无极而太极，太极动而生阳，动极而静，静而生阴，静极复动，一动一静，互为其根，分阴分阳，两仪立焉。”可见太极为阴阳尚未分别开来的状态。阴阳已经算是宇宙万物的基础了，而太极仍处于阴阳分化之前的状态，其中包含着阴阳之间对立制约、互根互用、消长平衡、交感互藏等诸多原理。“太极者，圆之体，奇也”。太极是原初的“一”，足以说明太极“一”的特性，既是阴阳的统一，也是宇宙万物的始一。

道与太极

《道德经》中说“道生一，一生二，二生三，三生万物”“有物混成，先天地生，寂兮寥兮，独立而不改，周行而不殆，可以为天下母。吾不知其名，字之曰道”。这是老子提出的宇宙生成论及对道的阐述。老子认为，道是在天地形成以前就已经存在的，我们听不见它的声音，也看不见它的形体，它是寂静而又空虚的存在状态。道不依靠任何外力而独立长存且永远不会停息，循环运行且永远不会衰竭。道同样也是万物的根本。周敦颐也认为，“道可以为天地母”。诸多学者认为世间万物均是由天地所生，万物分阴阳，阴阳的本质就是世间万物中最大的天与地，又因为太极分阴阳，则可以看出太极的属性如同天地，是世间万物的“一”，是演变与发展的“一”。其次，“道生一，一生二，二生三，三生万物”的观点与“太极生两仪，两仪生四象，四象生八卦。八卦定吉凶，吉凶生大业”的观点及方向一致，“道”与“太极”都为“一”，都生出了“二”，都是事物演变的开始，起到主导、引领的作用。由此可见，“道”与“太极”的属性是相通的，尽管两者不在同一条水平线上，但是两者有着相同的体用特征。“道”与“太极”都是理论的统一、发展的统一。

太极与中医整体观

太极为“一”，万事万物不论如何变化都统一于天地这个大太极中。太极的概念及思想对中医学产生了重大影响，贯穿整个中医学理论体系，是中医整体观的核心要素。阴阳学说是中医学理论体系的重要组成部分，其认为作为相互对立的阴阳两个属性方面，总是统一于一个整体之中的，它们之间维持一种相互依赖、阴中有阳、阳中有阴的平衡关系，阴阳之间又相互转化、相互消长、相互交感。其次，阴阳之中又可再分阴阳，不断地一分为二，以致无穷无尽。以昼夜阴阳来说，白昼可以再分阴阳，即上午为阳中之阳，下午为阳中之阴；黑夜亦可再分阴阳，即前半夜为阴中之阴，后半夜为阴中之阳。这与“太极生两仪，两仪生四象，四象生八卦”的思想极为相似。太极是万物划分的起点，发展变化的开始。由此可以看出，太极与中医整体观都是以“天人合一”为核心思想，以“一生二，二生三，三生万物”来阐发生命哲学，以“生生不息”为价值导向。

太极对中医理论体系的形成与发展有着重要的影响，对中医整体观起着决定性作用。《易纬乾凿度》中有这样一句话："有太易，有太初，有太始，有太素。太易者，未见气也；太初者，气之始也；太始者，形之始也；太素者，质之始也。气形质具而未离，故曰浑沦。浑沦者，言万物相浑沦而未相离也，视之不见，听之不闻，循之不得，故曰易也。"其认为"太易"就是指太极，太极是气混合而未分化、天地尚未成形时候的状态。《论衡·言毒》道："万物之生，皆禀元气。"其认为元气是宇宙的本源，是万物生长变化的根本。宇宙万物是由元气派生的，由世间的万千精华合并而成为"一"。《论衡·自然》中也说："天地合气，万物自生。"元气是无形状态，与太极的属性一致。太极同样是宇宙的本源。因此，我们就可以看出元气其实就是太极的一种表现形式。所以，《周易正义》中才会有"太极谓天地未分之前，元气混而为一"这样的描述。

中医认为，元气是人体最根本、最重要的气，也是我们生命活动的原动力。元气来源于先天之精气与后天之水谷精微。先天之精化生的元气生于肾，后天水谷精微化生的元气源于脾胃。元气是否充盛，不仅与先天父母之精气有关，还与脾胃的运化功能及化生的后天之精有密切的关系。《难经·三十六难》道："命门者，诸神精之所舍，原气之所系也。"可见命门与元气的充盛与否也同样密切相关。太极与元气一样，存在于世间万物之中，所谓"人人有一太极，物物有一太极"。那么人体的太极在哪里呢？根据肾为先天之本的理论，大家可能会认为肾就是人体的太极。虽然肾的功能十分重要，且与太极一样是人体生长、变化之本源，但是肾脏是有形的器官，这一点与无形的太极和元气相悖，所以肾脏不能被称为人体的太极。而命门作为人体生命之门，先天之气蕴藏之所在，人体生长化生的来源与根本，是维持生命的要素。命门为真君、真主，无形可见，是阴阳之宅、精气之海、死生之窦。命门与肾脏的关系极为密切。我们认为，肾阳就是命门之火，而肾阴则是命门之水，命门的存在其实就是强调肾中阴阳的重要性。结合它与肾脏极为密切的关系，加上其无形的特征，于是古人便认为，非形质的命门可视为人体生命的太极。命门是人体脏腑及阴阳的根本，也是生命的始一。由此可见，太极蕴含于整个中医理论体系中，是中医整体观的关键所在。

整个混沌世界就是一个动态平衡中的太极，人体只是其无数小太极中的一个，正所谓“天不变，道亦不变”。《周易·说卦》言:“立天之道，曰阴曰阳；立地之道，曰柔曰刚；立人之道，曰仁曰义。兼三才而两之。”天与人本为一体，同是生生不已的生命，这是起点的一致；天与人相互交流而无间隔，天与人为创造而实现同一目的，即生命的丰富与充实，这是终点的一致；天与人均必以动与创造来发挥其本源，实现其目的，故过程也是一致的。同样，中医学认为除了构成人体的各个组织、器官之间在结构上不可分割，功能上互相协调，病理上互相影响之外，人与自然、人与社会也是不可分割的整体。自然之五运六气、社会之动荡变迁对人体的健康与疾病均有十分明显的影响。《灵枢·岁露论》说:“人与天地相参也，与日月相应也。”这是天人相应的观点。这种观点反映在中医治疗学上，便是因人、因时、因地制宜及注重情志因素的指导思想。在诊病时当“上知天文，下知地理，中知人事”(《素问·气交变大论》)。“必先岁气，无伐天和”“用寒远寒”“用热远热”“月生无泻，月满无补”之类的大抵便是这一治疗原则的灵活发挥。而所谓“月生无泻”与“月满无补”就是指月亮初生的时候，不可以用泻法；月亮正圆的时候，不可以用补法。反映在预防学和养生学上，便是倡导“顺应自然”，“所以圣人春夏养阳，秋冬养阴”。中医学的这一观点与西医学提出的社会－心理－生物医学模式有着惊人的相似之处，具有蓬勃的生机，并越来越受重视。

太极图与中医五行

大家对太极图都不陌生，其由一个圆圈为基础，圆圈被一条“S”线分成黑、白两块，黑色区域中有一个白色圆圈，白色区域中有一个黑色圆圈。其中黑、白两色分别代表阴阳双方，两者统一于太极这个整体之中，太极动而生阳，太极静而生阴。黑中有白圈，白中有黑圈则想要表达阴阳是互根互用、交感互藏的。划分黑白两块的分界线为什么不是一条直线而是一条“S”形的弧线呢？那是因为直线代表的意思是绝对的、限制的，但是太极所具有的属性是无限的、发展的，用“S”线来划分使各自的面积从一侧的最大逐渐变小，最后融入另一方，正暗合了两者的对立不是绝对的、有限的，而是可以在一定条件下进行相互转化的、发展的。正如整个天地是一个大太极，而天地间每一种事物又是一个个的小太极，自有其阴阳变化之数。天地间的万物都不是绝对的、限制的，都是互相贯通、互相发展的，可见太极作为宇宙万物的“一”，其作用是十分重大的。

五行学说是中医理论体系的重要组成部分，它包含着“生克乘侮”几个方面。五行相生，代表着相互促进的关系；五行相克，代表着相互制约的作用。在临床上，还可根据这个原理，用五行生克的理论来决定治疗原则，并预测疾病的转归，进一步提高辨证论治的疗效，故其也是中医整体观的关键构成部分。所谓五行，就是指金、木、水、火、土，这些都是宇宙中的基本元素。太极是宇宙万物的起源，贯穿于整个事物的发展与变化之中。对于五行而言，太极同样参与了五行的相生、相克关系。《河洛原理》中说道：“太极一气产阴阳，阴阳化合生五行，五行既萌，随合万物。”五行的相生与相克，是一个循环的、相互贯通的过程。木生火，火生土，土生金，金生水，水生木，少了任何一个因素，其循环都是不完整的，可见五行与太极阴阳一样是一个整体。太极图以圆圈为基础，正好与五行相生、相克的循环一样，代表了循环与统一。五行学说用五行的生克制化、乘侮胜复规律，来说明自然界万事万物的整体动态平衡性，也代表了太极所蕴含的特性。

太极拳蕴含着怎样的五行关系

太极拳是我国传统的养生、健体拳术之一。其动作舒展轻柔，动中有静，形气和随，不仅可以活动四肢筋骨，流通气血，调节脏腑功能，还能平衡一身阴阳。太极拳以“太极”为名，可想而知，其含义、特性、功能与太极的关系是极为密切的。太极是浑然一体、阴阳相互围绕的整体，太极拳正是以此为基础而发展、运行的。我们可以发现，太极拳的形体动作也是以圆为本，观其形，连绵起伏，动静相随，圆活自然，变化无穷，一招一式均由各种圆弧动作组成，以此构成一个整体。另外，五行学说对太极拳的起源与发展也有很大的影响。太极拳是人体构造与五行学说相结合的产物。其依靠五行学说中的五行生克制化、乘侮胜复的规律来使人体五脏六腑、气血经脉达到相对稳定、平衡的状态。比如，太极拳路的上肢动作通过腕臂的旋转、缠绕等对上肢的三阴、三阳经起到刺激作用。三阴、三阳经又对应各自的脏腑。五行也各自对应不同的脏腑。太极拳路在发展、实施过程中将五行结合起来，调节彼此功能，维持身体协调。由此看出，以“太极”为指引、为根本的太极拳路一招一式与太极图形和五行学说紧密联系，共同激发人体脏腑的阴阳气血，使其达到“阴平阳秘”的状态。

气一元论

“气一元论”的观点主要有气是宇宙万物形成与发展的本源、气是天地万物运动的根本属性、气是宇宙万物之间相互联系的中介。“一”代表整体，不仅体现了万物一体、联系通达的特点，还体现了中医学整体观念，揭示了物由气化、象由气生、主客交融、物我一体的思想。

何为气

气是中医学的一个重要概念。《黄帝内经》中提及的气有很多种，不同类型的气蕴含着不同的性质与功能。气可以指宇宙本源之气、天地万物之气，也可以指自然界之气、四时之气、邪气、药食之气、人体之气等。其中，人体之气的构成比较复杂，是指在一定的物质基础上，运行于全身的具有推动、卫外、统摄、化生等功能，支配人体一切生命活动的根本之气，既代表了充形之气、精化之气，又代表了血中之气、阴阳之气。比如，在人体之气中我们常说的元气、宗气、卫气、营气、五脏六腑之气、经气等都是所谓气的细分。气是一个整体性的概念，既包含了哲学层面，也包含了医学层面。每个气的含义与功能都各不相同，如元气是人体生命活动的原动力，可以推动人体的生殖、生长发育；宗气具有推动呼吸、血行的作用和支配声音、语言、肢体运动等功能；营气能够营养全身、组成血液；卫气则可以保护人体不受大自然之邪气的侵犯，具有防御、调节汗孔开阖的作用。不同的气各司其职形成一个整体，相互交融，共同构建万物一体的状态。

在中医理论体系中，气代表着人体生命运动之象。人体的生命运动受到多种因素的支配与影响，具有多重特性。其中，卫气营血、精血津液是人体生命活动的基础物质，发挥着极其重要的作用。《灵枢·决气》中说道："余闻人有精、气、津、液、血、脉，余意以为一气耳。"由此可见，卫气营血、精血津液都是属于气的范畴之内的，它们不仅有各自的特性，发挥各自的功能，还代表了以生命活动为核心、整体的一定形式或状态，而这个形式正是所谓的"气"。

五脏六腑构成了完整的生命结构，共同支配人体的生命运动，而不同的脏腑器官又有着自身独特性质的气，也就是我们常说的五脏六腑之气。《灵枢·九针论》中说道："五脏气，心主噫，肺主咳，肝主语，脾主吞，肾主欠。六腑气，胆为怒，胃为气逆为哕，大肠小肠为泄，膀胱不约为遗溺，下焦溢为水。"可见不同脏腑之气的含义及功能也各不相同。部位不同，作用各异。比如，肾气是人体一身之气的根本，具有促进生长发育、藏精等功能；心气能够推动血液运行；肝气具有疏泄、藏血的功能，能够调节情志；脾气具有运化的功能，能够化生水谷精微；肺气主一身之气，具有调节呼吸、朝百脉的功能。它们各不相同的功能使各脏腑器官发挥着不同的功用，但是彼此之间又互相协调，少了谁都难以维持正常的生命活动。这既是气多样性的表现，又是气统一性的象征。

气的本质是什么

一位古希腊自然哲学家说过这样一段话："我们的灵魂是气，这气使我们结成整体，整个世界也是一样，由气息和气包围着。使物体凝聚和浓缩的是冷，使它稀薄和松弛的是热。"这句话想要表达的意思就是气无所不在，是整个世界万物的本源。气到万物实体的形成过程是气通过各种作用所致的。这里的冷与热就是指气。好比我们人体吸进的气总是冷的，而呼出的气总是热的。气赋予了冷与热凝聚和稀松的作用，才得以形成自然界的风、火、云、土、石头等物质，也正因为气的存在，而使自然界变得多样、丰富。由此可知，气在中国古代哲学中的本质是构成宇宙万物的基本物质，是宇宙的本源。

对世间千万种生物而言，气的本质同样是构成生命的基本物质，是生命的本源。人类的生长壮老、健康与疾病都是气盛衰聚散的变化。正如《医权初编》所说："气聚则生，气壮则康，气衰则弱，气散则死。"没有气，生命难以形成与延续；气不充盛，疾病便会侵袭机体影响整个生命状态。可见，气的本质是生命存在的根本。

气作为人类生命的起源和本质，主要体现在哪些方面呢？《灵枢·天年》中是这样描述的，"人之始生，何气筑为基，何立而为楯，何失而死，何得而生？岐伯曰：以母为基，以父为楯，失神者死，得神者生也"，意思是说人的生命以母亲的血为基础，以父亲的精为卫外功能，由先天精血结合而形成先天之气，也就是神气，失了神气人就会死亡，有了神气人才能维持生命活动。

《素问·六节藏象论》中说道："天食人以五气，地食人以五味。五气入鼻，藏于心肺，上使五色修明，音声能彰。五味入口，藏于肠胃，味有所藏，以养五气，气和而生，津液相成，神乃自生。"意思是说天给予人类五气，地给予人类五味。五气由鼻吸入，贮藏在心肺两脏之中；五味由口而入，贮藏于脾胃之内。只有五气、五味得以充足，才能充养五脏之气，脏气和谐，神气也就在此基础上自然产生了。失了五气、五味，生命健康就会受到影响。由此足以说明，气的本质不仅是人类生命的起源，以及生理功能、精神心理活动得以统一的前提，还是生命活动得以长久维持的关键。

气的本质属性是运动。气的运动变化是生命活动的基本特征。中医理论体系将气的运动称为气机。所谓气机就是指人体内气的正常运行机制，是人体之气的运动变化。《素问·六微旨大论》中说道："升降出入，无器不有。故器者生化之宇，器散则分之，生化息矣。故无不出入，无不升降。"人体气机活动的基本形式以升降出入为主，气散则无形，气聚则有形。若气机的升降出入失常，则可出现气逆、气郁、气滞、气陷、气闭，甚至气脱等气机异常变化。气机的升降出入揭示了事物的运动规律和具体表现形式。

气机的运动规律是动态平衡的，它需要保持一种平和的状态，以维持人体的正常生理功能。《丹溪心法·六郁》中说道："气血冲和，万病不生，一有怫郁，诸病生焉。故人身诸病，多生于郁。"最常见的郁就是肝气郁结，而不管六郁中的哪一种郁，其形成的原因都是气机的郁滞，气的运动失去平衡，从而使机体发展成为病理状态。可见，气的运动不仅是气的根本属性，还是维持人体生命活动平衡、保证机体气血阴阳正常运行，从而使机体内外得以统一的关键。

何谓气一元论

气一元论是中国古代人民认识宇宙如何生成和构成的一种哲学思想，是一种动态的、有机的宇宙观。气一元论的观点是宇宙中的一切事物皆由气生成。《庄子·知北游》中说"通天下一气耳"，足以说明气是构成宇宙万事万物共同的原始物质。而将其应用于中医学领域并联合宇宙观的哲学思想，逐渐成为中医学认识世界和生命运动的新方法论。将其与生命、医学、科学等领域相结合，形成了中医学独具特色的气一元论。气一元论揭示了宇宙的本源，也阐述了气不断运动变化、联系天地万物、助天地精气化生为人的特性。

气一元论认为，气在本体论上是一元性的。气是所有事物的本源、本始。"源"与"始"都是"一"的意思。无论是天地划分的阴阳，还是天地所演变的昼夜，都具有气的特质，气参与了宇宙万物的形成与变化。天地由气而生阴气与阳气，由气而分白昼与黑夜。正如老子所说："万物负阴而抱阳，冲气以为和。"气一元论揭示的是宇宙万物都来源于气的特性，也揭示着宇宙万物的一元性。气的一元性不仅体现在天地昼夜这些自然现象中，同样体现在人类的一生中。如《管子·心术》道，"气者，身之充也"；《灵枢·决气》道，"人有精、气、津、液、血、脉……为一气耳"。由此可见，人体也是由气构成的。中医学以气在本体论上是一元性的观点出发构建了气一元论的中医思维模式，告诉世人气是宇宙与人类共同的始一，一切事物的发展都依赖于气的作用。

气一元论还认为，气在存在论上是一元性的。宇宙万物之间存在着诸多关系，它们相互制约、相互影响、相互包容，从而构成多元化、多特性、多活力的存在状态。那么是什么力量使它们能够达到这样的平衡状态而不被破坏呢？正是所谓的气。宇宙万物只是气的表现形式，气本身是一元的，作为宇宙万物存在状态的基础，它起着统帅、引领的作用。比如，中医理论体系中所提出的宗气、卫气、营气等有关气的概念，它们在人体内存在的状态都是独特的、各自发挥其功能的，但又相互联系、相互影响。可在它们的背后存在着起支配作用的事物，那就是气机。气机是气在存在论上一元性的最好诠释。气是一元的，气机使一身之气各司其职，共同发挥作用来维持人体的生长发育，这足以说明气在存在论上是一元性的。

气的运动联系性是气一元论显著的特点。《黄帝内经》中有这样一段话："四时者，春秋冬夏，其气各异，营卫相随，阴阳已和。"春夏秋冬四季各有其特点，而无论哪个季节，营卫与阴阳都是相合的，都是维持在一个平衡之上的，否则就会出现常年为冬、常年为夏等乱象。而维持这种相合、平衡状态的正是气。气的运动是具有联系性的，这一特性能够将具有联系的事物紧密地融为一体。

气一元论与中医理论体系

气一元论的思想是中医理论体系中同气相求的理论基石。什么是同气相求呢？我们可以这样理解，天地之间的大小事物，在形成、演变的过程中都依赖于气的运动，其根源都在于气。中医学认为，同气相求是指人体内的某种因素与外界的致病因素相对应，而形成一定类型的疾病。而这里的"病"与"因素"也皆与气相关。可见通过对事物进行"取象"或"运数"的定性、定量分析而确定的同一类事物之间存在一定相关性，且在某一方面存在亲和感召、互补顺应、协调一致的联系和作用，则可称为同气相求。《素问·阴阳应象大论》中有这样一段话："清阳为天，浊阴为地。地气上为云，天气下为雨；雨出地气，云出天气。"可见天地与自然界的气候形成均源于气的运动，演变规律都与气有着密不可分的关系。其次，《素问·天元经大论》还指出："在天为气，在地成形，形气相感而化生万物矣。"可见浩瀚的天空与缤纷的大地的构成也依赖于气。正所谓天地为气，合而为一，分为阴阳，阴气浊重，降而凝聚，成为有形之物，阳气轻清，升而化散，成为无形太虚。阴气与阳气相互交感、互藏互用才得以形成多样性的万事万物。

以气一元论为基础引导的同气相求在疾病诊断中的应用十分广泛。比如在脉象上，《黄帝内经》这样说道："春日浮，如鱼之游在波；夏日在肤，泛泛乎万物有余；秋日下肤，蛰虫将去：冬日在骨，蛰虫周密。"可见人体脉气与四季之气同气，彼此之间是可以相互对应、协调活动的同气相求。其次，诊脉部位为寸口，而寸口又称为气口。人之元气为脉之根本。正如《难经·十四难》中所说："脉有根本，人有元气，故知不死。"可见，诸多脉象皆是由气之盛衰而反映于寸口脉上来指导临床诊疗的，其是气的统一，也是同气相求的结果。再如《灵枢·五色》中所说："以五色命脏，青为肝，赤为心，白为肺，黄为脾，黑为肾。"由此可以认为，五脏与五色也是相互感应、协调的同气相求。如何相互感应的呢？如临床上发现患者面色发青，平日又喜食酸味，脉象为弦，我们就可以初步判定其为肝病；而发现患者面色发赤，平时又喜欢吃偏苦味食物，脉象为洪数，那么就可以认为患者的病证所在之脏为心。不仅如此，在药物归经、药物升降浮沉属性及功能的阐述和研究之中，也蕴含着以气一元论为基础的同气相求。总之，以气一元论为指导提出诸多实用有效治疗方法的同时，也极大丰富了中医理论体系的内容。

百病皆生于气

中医认为，在所有疾病的发展过程中，都存在着一种微观化、本质化的因素，它是有别于机体内正气的有害之气，是导致疾病发生与进展的根本原因，我们把它称为"病气"或"邪气"。正如《医门法律·先哲格言》所说："气得其和则为正气，气失其和则为邪气。"中医整体观认为，人体的生长与发育都离不开气血的运行，而气血各有不同的运动和变化规律。其中，无形之气变化多端，不仅可以化生为人体所需要的正气，还可以化生为致病之邪气，影响有形之血的功能，所以说"百病生于气"。

气如何致病

“百病生于气”最早见于《黄帝内经》。《黄帝内经》从气一元论这一认识宇宙万物统一性、根源性的哲学观点出发，进一步讨论了气的生理与病理变化，阐述了“百病生于气”的原理。其中，《素问・举痛论》说道：“余知百病生于气也。怒则气上，喜则气缓，悲则气消，恐则气下，寒则气收，炅则气泄，惊则气乱，劳则气耗，思则气结……怒则气逆，甚则呕血及飧泄，故气上矣……劳则喘息汗出，外内皆越，故气耗矣。”由此可以看出，我们的情绪与行为最容易影响的就是机体的气，而气的功能失调、运动失和是导致疾病发生的关键所在。

一切能够引起体内气机失常、气的运行受阻、气虚无力运化的因素都可以导致神志或形体出现异常而诱发各类病证。如外感六淫、七情内伤、饮食劳倦等因素都是作用于气之上而致病的，这些“病气”皆由于气的功能异常所致，均可以伤经络、伤脏腑，或停在表，或滞于里。其次，阴阳之气的虚实、五行之气的乘侮、脏气的盛衰所导致的病证及表现都源于气机的失常。气的运行受阻导致阴阳难以正常消长平衡、交感互藏，阴阳失去平衡而导致不同症状的发生。气机的逆乱导致五行之气的关系出现异常，本该相乘的两者反相侮，于是机体就会出现异常的反应。由此可见，临床上的每个病证都有其不同的气机失常的内因，正如《景岳全书》所说：“气有不调之处，即病本所在之处也。”所以，“百病生于气”的根本就在于气机失常、气运紊乱、气虚失化等。

疾病的治疗在于调气

“百病生于气”的理论指导我们在临床诊疗时应当辨证求因、审因论治，而其中最重要的则是以调理气机为先。气机的升降出入是人体生命活动的关键，因此在治疗疾病时应当注重调节体内气机，遵循“实则泻之，虚则补之”，以及“损其有余，补其不足”的原则，使气机的运动恢复至正常状态，并维持相对平衡。气机的升降出入是机体脏腑气血功能及活动的基本形式。

只有气机调畅，身体才能处于健康平和的状态。气的充盛能够使气得以正常运行于人体内，因此在诊疗时也需要格外注意气的充盛情况。总之，牢牢掌握住气这一病理机制的核心，保证气的正常运行，调节气机的升降运动，才能真正从根本上治疗疾病。

中医论治的目标就是调理气机。气机通畅，阴阳才能消长、交感而趋于平衡。临床常见的调气操作有气虚则补、气滞则疏、气陷则升、气逆则降等。比如，《素问·至真要大论》中道："以所利而行之，调其气使其平也。"可见所有治疗的目的终究归于调理气的运行与功能。《灵枢·刺节真邪》中说："用针之类，在于调气。"在针灸治疗的过程中，也同样遵循着调气的原则。所以，无论是药物治疗还是针灸治疗，其根本皆是以调理气机为主，使机体内的气能够发挥正常的作用，阴阳能够趋于平衡，从而达到让机体健康的目的。

外感六淫之气如何致病

对于外感六淫而言，寒热之邪是常见的致病邪气，可以用阴阳来代表划分，寒为阴邪，热为阳邪。其中，寒邪具有寒冷、凝结、收引的特性，极易损伤人体内的阳气导致出现畏寒、怕冷等寒性症状。而寒邪的凝结特性使人体气机受到阻遏，气运失常，气血津液因此凝结于经络及五脏六腑，经脉阻滞不通，不通则痛，进而出现四肢厥冷、局部冷痛等症状。可见寒邪伤人，先伤气分，主要以伤阳气为主，阳气是制约寒邪之本。热邪主要以暑、火之邪为主。热邪易扰心神、伤津耗气，好比夏天温度很高，我们就会出很多的汗，这时候人体内的气就已经随着汗液而排出了，再严重一点则会中暑，就会出现神昏、头晕、恶心、气短、神疲等症状。这也是暑热耗伤气阴、热扰心神的原因。

湿邪之气为阴邪，具有重浊、黏滞、趋下的特性。湿邪易阻遏气机，使气机紊乱，气血运行失常，进而影响脾胃运化，出现肢体困倦、头身困重等表现。这都是因为气机的运行受阻，湿停于体内无法被气所运化，从而侵袭人体及脏腑经络。风邪与燥邪都是较易侵袭人体肌表和肺脏的邪气。《黄帝内经》说："肺者，气之本。"肺是一身之气生成和运行的基础，肺对全身的气机都有调节的作用，而风邪与燥邪侵袭肌表与肺脏，直接影响了肺气的作用，甚至会导致全身气机的紊乱。肺主皮毛，风邪易伤卫气，也就形成了常见的风邪犯肺证。燥邪多从口鼻而入，直接损伤肺津，影响肺的宣发和肃降功能。

外感六淫之邪气性质不同，致病特点也各存差异，它们既可以单独致病，又可合邪为患。但追其致病根本，还是以损伤人体气机为主，使气机逆乱、气运失常、气化失司。

五脏之气的致病特点

在机体发生病变时，应当着重调节气机，气机畅达，脏腑才能各司其职。对于肝脏而言，肝主疏泄，具有调畅全身气机的特性，故对于五脏之气致病的治疗首先就是治肝。肝脏的疏泄作用使脏腑经络、气血津液的运行协调通达，无论是男女生殖功能，还是脾胃的运化，都受到肝脏疏泄功能的影响。正如《血证论·脏腑病机论》所说："肝属木，木气冲和条达，不致郁遏，则血脉得畅。"若肝无法调畅气机，使气机的运行紊乱而出现气滞的表现，如足厥阴经循行部位出现疼痛、情志出现异常、女性出现月经不调等妇科病症，则需要进行疏肝理气来恢复肝的疏泄功能。另外，疏肝理气在临床上还可以用于治疗一些消化系统疾病、内分泌疾病及心系疾病，这是因为这些病皆为肝失疏泄，气机运化失常，气血运行受阻，阴阳失衡所致。

对于心脏而言，心气的失调主要以心气不足和心阳不足为主。久病体虚或年龄偏大的人群心气往往不足，无力推动血液循环，而导致心主血脉功能减退；又或者汗下太过之人，气随津耗，而使心气虚衰，鼓动无力。我们都知道心主神明，神明的物质基础正是血液，而心气不足导致心血也不充足，无法濡养神志，就会出现心悸气短、失眠、情绪低落等表现。而心阳不足多由心气不足病情严重发展而来，既可以因素体阳虚、思虑伤神、心气受损、心阳不振而诱发，也可以由于寒湿、痰饮之邪阻抑心阳所导致。

对于脾脏而言，脾为气机升降的枢纽，肝肺气机的升降相合与心肾水火的既济相交都依赖于脾胃气机升降的协调。脾气的失调，可以说能够影响到五脏六腑的功能。脾气失调最明显的表现就是腹部胀满、腹泻、食欲差等消化道症状。另外，当脾气亏虚的时候，脾气升举无力还会出现气陷的表现，临床常见脱肛、肛门重坠、内脏下垂等症状。

对于肺脏而言，损伤肺气最直接的表现就是自汗、咳喘、恶风等。“肺为娇脏”，在秋季或干燥环境下极易耗伤人体的肺阴，而肺阴的亏损就是在耗伤肺中气阴，肺气失去宣发，在体内的运行出现紊乱，上逆于喉咙而出现咳嗽、咳痰的表现。其次，久病之人肺气亏虚，宗气生成减少，肺宣发卫气无力，不能够固摄津液，所以出现少气懒言、自汗等症状。

对于肾脏而言，肾气不固是最明显的致病特点。由于多种原因导致机体肾气亏虚，固摄无权，肾气不能充养一身而出现神疲乏力、滑精早泄、女子带下量多、小便频数，甚至小便失禁的症状。其次，肾为先天之本，是体内阴阳的根本，阴阳之气依赖于肾精的滋养，肾中精气亏虚，阴阳之气也会出现不同程度的盛衰，进而阴阳失衡，导致疾病的发生。

五脏具有藏精气而不泻的特点，若耗损不藏，则容易出现所谓的虚证。其次，五脏之气还可以与五脏之精相并而诱发疾病，正如《黄帝内经》所说：“精气并于心则喜，并于肺则悲，并于肝则忧，并于脾则畏，并于肾则恐。”可见无论哪脏的病证，其发病机制都在于气机的运行是否畅达。

情志劳倦如何伤气

在临床上七情内伤、饮食劳倦所导致的气机失调、气运受阻、升降出入失常可见气逆、气陷、气郁、气虚等表现，并且能够进一步影响气血津液的运行。对于七情内伤而言，情志太过最容易损伤的就是气，并且随着时代的变化，人们工作、学习、生活等各方面的压力都明显增大，情志诱发疾病的情况也越来越多。《类经·疾病类·情志九气》中说：“情志之伤，虽五脏各有所属，然求其所由，则无不从心而发。”可见七情太过首先影响的就是心神，心神受损，人体的心理反应和精神状态都会发生异常改变。正如《灵枢·本神》中道：“是故怵惕思虑者则伤神，神伤则恐惧，流淫而不止。因悲哀动中者，竭绝而失生。喜乐者，神惮散而不藏；愁忧者，气闭塞而不行；盛怒者，迷惑而不治；恐惧者，神荡惮而不收。”所以，无论喜乐、忧愁，还是大怒、恐惧，情志失常、气机失调导致心神受损皆可直接引发各类疾病的发生。七情的调控主要在于肝脏，肝是调节情志的重要脏腑，肝的疏泄功能异常，气血和阴阳的运行就会受阻。气郁于内而胁肋胀痛、情绪不宁，气逆于上而头晕目眩、面红目赤。这也是临床对于情志病的治疗首以疏肝解郁为治法的原因所在。

对于饮食劳倦而言，《素问・举痛论》中说道：“劳则气耗……劳则喘息汗出，外内皆越，故气耗矣。”过度的体力、脑力劳动及房事劳累直接损伤人体的气。体力劳动可耗伤人体的心肺之气，脑力劳动则耗伤人体的心脾之气，而房劳过度是耗伤肾精的主要原因。肾精亏虚，肾气自然变得亏虚，这也是早衰形成的重要原因。其次，过于安逸，人就会变得懒惰，气血的运行就会出现异常，进而导致脏腑经络及气血津液的运行失常而诱发各类疾病，其中尤以脾虚湿盛为主。

正如《温热经纬》所说：“过逸则脾滞，脾气滞而少健运，则饮停湿聚矣。”这也是我们常说肥胖之人体内湿气重的原因所在。对于饮食而言，生冷寒凉之物耗伤人体阳气，辛辣刺激之物损伤人体阴液，肥甘厚腻之物易生湿而阻碍人体气机的运行。过食或者逆其体质而食都会导致体内气机运行受阻、阴阳之气失衡、气血运行受限，从而出现相应的病证。其次，过饱过饥、暴饮暴食也会导致脾气及肺气的损伤，正如《备急千金要方》中所说：“饱则伤肺，饥则伤气，咸则伤筋，酸则伤骨。”所以，无论是饮食偏嗜，还是其他不良饮食习惯均可阻碍机体正常的气机运行，导致气的功能受到限制，机体则更容易受“病气”与“邪气”的侵袭而致病。

治未病的关键在于养气

“圣人不治已病治未病，不治已乱治未乱”出自《素问・四气调神大论》。“上工治未病”是中医理论体系中极具特色的内容。而所谓治未病就是指未病先防，是在疾病没有出现、没有进展之前，通过调节自己的生活方式、饮食结构或其他习惯以预防疾病的发生。只有足够了解疾病产生的机制，才能懂得防患于未然。如何帮助患者预防疾病，是每个中医都应该具备的能力。《黄帝内经》中提及很多未病先防及养生的内容，其核心思想皆是以扶正祛邪为主。首先，要保证人体正气的充盛，只有正气足够充盛，才能有效避免邪气的干扰，从而起到预防疾病发生的作用。其次，还要懂得维持机体内阴阳的平衡，正如《素问·生气通天论》中记载："阴平阳秘，精神乃至；阴阳离决，精气乃绝。"只有体内的阴阳平衡，人才能处于一个不生病的状态。

何为治未病

中医治未病的思想已经有很多年的历史了。《黄帝内经》最早阐述治未病的观点，曰："是故圣人不治已病治未病，不治已乱治未乱。"随后诸多医家都对治未病的思想加以实践、发展、完善。所谓治未病，就是注重人与环境、人与自身的和谐关系，使人们不受外界与内在邪气的干扰，防止疾病的发生。

随着医疗质量与人们生活水平的不断提高，越来越多的人开始理解与领会"治未病"预防的观念，并以此来追求健康的生活状态。而对于治未病，中医学有着不同的认识与观点。首先，中医十分重视机体正气在抵御外邪和未病先防中的主导作用，正如《黄帝内经》中道："正气存内，邪不可干。"只有正气足够充盛，邪气才不会乘虚而入，侵袭我们的身体。同时，正气的充盛使我们的抵抗力与体质变得强健，也就能够形成平和体质，而平和体质的人群阴阳相衡、气血相合，邪气很难入侵，因此补养正气可以起到治未病的效果。而所谓正气也可以理解为元气。在日常生活中，我们经常会听到"伤了元气"这一说法，当我们生了场大病或者做了个大手术，都会损伤我们的元气。元气是我们人体中最基本和最主要的气，元气的损伤会导致人体免疫力低下，无力抵御外邪，人就会变得很虚弱，同时还会诱发其他疾病的发生，这就是元气失于调护而导致未病出现的原因。

《中医治未病解读》一书中阐述："未病包含无病状态、病而未发、病而未传几层含义。"可见，"未病"不仅指未发生之病，还可以指疾病发生但未加重的状态。正如《难经·七十七难》道："所谓治未病者，见肝之病，则知肝当传之于脾，故先实其脾气，无令得受肝之邪，故曰治未病焉。”所以，治未病的过程需要考虑的不只是“未病先防”方面，也要考虑“既病防变”方面。但无论是“未病先防”，还是“既病防变”，根本原则皆在于道法自然、平衡阴阳，通过提前有效的干预来防止疾病的发生与变化。

治未病应先养脾气

为什么说治未病要先养脾气呢？这是由脾胃的功能决定的。脾胃位居人体中央，主要功能是灌溉四旁，将水谷精微物质传递给五脏六腑及各经络组织中。生命之所以发展延续，正是受脾所化生的水谷精微不断供养。脾胃功能健运，气血和阴阳就能调和。清代，有医家提出“脾统四脏”的理论。脾胃既是人体后天之本，也是各脏腑组织的营养源泉。脾脏也为诸病之源，如果脾胃发生了病变，必然会波及其他脏腑，正如沈金鳌所说：“脾统四脏，脾有病，必波及之，四脏有病，亦必有待养脾，故脾气充，四脏皆赖煦育，脾气绝，四脏不能自生。”由此可见，脾胃功能的强弱是未病发生与否的关键所在，故治未病应先养脾气。

脾胃在五行中属土，土具有冲和的特点，是万物之本，如同滋养植物的土地一般，人类生命活动以脾胃的运化为基础。脾胃是气血生化的源泉，也为正气之源。正如《景岳全书》所述：“血者，水谷之精也，源源而来，而实生化于脾。”同时，脾胃为一身气机的枢纽。脾气可化生元气，滋养正气。疾病发生的关键在于正气虚弱，邪气侵袭。所以，只有脾气足够充盛，通连上下，调畅气机的枢纽才能畅通，正气才能得以充养全身。一身正气充足，机体自然不会受到病邪的入侵。

“脾在志为思”，脾气的充盛可以使心神得以养护。神志主导着人们的生命活动，饮食、睡眠及疾病的转归都受到神志的影响。相反，脾气虚弱，水谷精微物质难以充养心神，就会出现失眠、焦虑、抑郁、不思饮食等表现。脾主气，肝主藏血，肝血源于脾气所运化的精微物质。同时，肝气的疏泄作用也受到脾气的调节。若脾胃失养导致脾气不足，肝脏就会疏泄失司而出现一系列肝郁气滞的症状。脾与肺在五行关系中属于相生关系，脾为肺之母，脾将精气上输至肺，与肺吸入的精气相结合，而形成肺气。肺气的强弱与脾气的健运有关，所以脾气旺，肺气才能充足。相反，脾气不足牵连肺气就会出现咳嗽、气喘等肺气虚亏的表现。

脾为生痰之源，肺为贮痰之器。脾气正常，可以运化痰饮水湿。若脾气不足，无力运化，日久就会出现大量的痰湿之邪困于体内或肺脏而形成新的病证。肾为先天之本，脾为后天之本，中医理论中有“后天养先天”的观点，可见肾所藏“后天之精”全赖脾胃运化的水谷精气所化。脾气不仅可以促进肾化元气，还能助肾行津液。由此可知，脾气的失养可以牵连到诸脏器，进而导致“未病”的发生。因此，无论是治未病，还是养生，都应当先养脾气。

阴阳二气与治未病

我们都知道，阴阳贯穿于人体生命活动之中。人之所以能够处在健康、安稳的状态，正是因为体内的阴阳平衡。阴阳相衡，是指阴阳双方能够自主维持、恢复两者平衡状态的趋势。对我们的生命健康而言，阴阳相衡至关重要，正如《素问·生气通天论》中道：“凡阴阳之要，阳秘乃固，两者不和，若春无秋，若冬无夏，因而和之，是谓圣度。”五脏之气属阴气，六腑之气属阳气；气为阳，血为阴。若阴阳之气在我们体内失和，那五脏六腑的功能及气血的运行就会出现异常，此时外界的病邪就更容易侵袭人体，同时体内的邪气也会不受管控地生长，最终使机体进入疾病状态。

人体内阴阳二气的运动与自然界中阴阳二气的变化是相互贯通的。在自然界中，昼为阳气旺盛之时，夜为阴气聚集之时，若阴阳失衡则会出现昼夜颠倒的现象。人体也是一样，如果阴阳失去平衡，无论哪一方盛衰都会导致机体发生明显的变化，如阴盛就会使身体出现寒性疾病，阳盛就会使身体出现热性疾病等。其次，阴阳失衡还会影响我们体质的改变，体质的偏颇决定了我们对疾病的易感性及耐受性，如阴虚质人群易感受寒湿之邪而耐热等。所以，“未病先防”首先就是要防止阴阳失衡，保证阴阳二气的充盛与平衡是治未病的关键。

对于已经出现疾病的人而言，如果在治病过程中不加以调护阴阳的平衡或因治疗不当、误服药物等原因损伤阴阳二气则会导致新疾病的并发。如《伤寒论》所探讨的误用汗法、太阳少阳并病反而用了下法、太阴病误用泻法等，追其根本都是伤及了气血阴阳，阴阳难以维持平衡，气血运行失常而使原发疾病出现变化。另外，临床对于一些肿瘤患者或者慢性疾病患者，我常建议他们在服药治疗的同时进行针灸、推拿、打太极拳、练气功等辅助干预措施，其目的正是协调机体阴阳，辅助阴阳二气达到平衡的状态。尤其是打太极拳与练气功，两者皆遵循自然界阴阳二气的规律来调养机体的阴阳，使阴阳二气达到协调共济，一身通泰，以此增强抵抗病邪的能力，减少“未病”与“既病传变”的发生。

五味之气如何治未病

五味之气治未病，很好理解，就是所谓的食疗。五味指酸、苦、甘、辛、咸。每个食物都有其各自的性味，而由此形成的五味之气具有一定的“发性”。食物“发性”是食疗学的一个特殊概念。食疗营养师运用不同食物的五味之气辨证施膳，以达到治病、防病、养生的目的。当然，如果忽略了食物的五味之气，则会导致“未病”的发生及“既病”的传变。

对于辛辣之品而言，其气为热，且能够引热动火，伤津耗液。如果素体本身就阳盛、阴虚、火旺，还大量食用此类食物，就会导致体内的火热之邪逐渐炽盛，甚至进一步损伤阴液从而出现大便秘结、口干舌燥、咽喉肿痛等症状。但对于素体阳气不足、虚寒内生的患者来说，多食用辛辣之品也能起到一定的温阳、散寒的作用。

对于腥膻之品而言，其气为风，包括鱼虾类、羊肉、牛乳等水产、禽畜及辛香走窜之物。这类食物能够使人阳气亢盛。一些皮肤病、中风、惊风、痹证等病患者，如果多食则会过补生热、虚火内扰而加重病情。但对于素体亏损、阳气下陷的患者来说，多食则可以补充体内阳气，阳气充盛，阴阳才能平衡，抵抗力也随之增强，自然不会轻易受到病邪的侵袭。

对于甘甜之品而言，其气为湿，最常见的甘甜之品就是糯米、蜂蜜、蛋糕、冰糖等食物。我们常说肥胖之人体内多湿，所以临床在治疗肥胖性疾病的时候都会嘱咐患者少吃甘甜之品，正是为了避免湿热的加重而蓄浊碍脾。但对于素体津液不足、失于滋养的患者来说，多食此类食物则可以生津润燥。

对于生冷之品而言，其气为寒，具有清凉甘润的作用。如果患者本身就为阴寒之体，多食此类食物反而会使寒邪内生，伏于阳气，滞碍气血与阴阳的运行，从而诱发一系列阴寒性质的疾病。但对于素体阳热亢盛、火邪内炽的患者来说，多食则可以起到清热泻火的作用，以改善心烦口渴、口舌生疮、大便秘结等症状。

对于“窜动”之品而言，其气为风，多为昆虫、辛辣类食物。其走窜性强，对于素体气机郁结、血行不畅的患者来说，多食用可以有效地调达气机，改善机体气滞血瘀的状态。但过量食用则会耗气动血，损伤脉络，导致气机出现紊乱，阴阳难以相合，病邪就会乘虚而入，侵袭人体而致病。

情志与治未病

随着社会的不断发展，我们的生活节奏也逐渐加快，学习与工作上的竞争日益激烈。在这样的环境下，我们的身心健康受到了很大的考验。最直接影响的就是我们的情志。情志包括喜、怒、忧、思、悲、恐、惊等情绪，其可以反映人类情感及心理状态。中医认为，情志对人的脏腑、气血、经络的运行起着至关重要的作用。情志与五脏密切相关，情志化生于五脏精气。正如《素问·阴阳应象大论》所说：“人有五脏化五气，以生喜怒悲忧恐。”五脏分别归属于五行，而五行具有生克运动规律，那么情志之间也应具有相克相约的关系。这就符合《素问·阴阳应象大论》中怒伤肝，悲胜怒；喜伤心，恐胜喜；思伤脾，怒胜思；忧伤肺，喜胜忧；恐伤肾，思胜恐的观点。因此，好的情绪可以提高脏腑功能，增进健康；而不良情绪则可导致机体功能紊乱，最终导致疾病的发生。及时调整不良的情绪至关重要。

根据情志之间的相生与相胜的理论，临床上逐渐形成了所谓“情志相胜”的心理疗法，就是指通过激发患者产生新的有利情志来克制对其有害的情志变化，改变有害情志对个体气机运化的影响、气血阴阳运行的干扰。正如《儒门事亲》中所阐述的观点：“悲可以治怒，以怆恻苦楚之言感之；喜可以治悲，以谑浪亵狎之言娱之；恐可以治喜，以迫遽死亡之言怖之；怒可以治思，以污辱欺罔之言触之；思可以治恐，以虑彼志此之言可以夺之。”但是在临床应用中，也需要具体问题具体分析，切勿产生过度的新情志来克制有害情志，以免使身体陷入另一种疾病状态。情志之间的相互制约是复杂的、多维的，所以在调节情志的时候，也需要掌握一个度，任何情绪过度都会导致我们体内的气机、阴阳、气血功能紊乱而受到“病气”的侵袭。

八卦体用关系论与人体藏象学

在八卦中存在着一种特殊的“体用关系”，这种关系促成了八卦的形成与运用，使八卦变得完整与统一。先天八卦在体，模拟宇宙整体，表现了元素构成、循环转化等必然性规律；后天八卦在用，表现了立体运用、随机错综等偶然性变数。先后天八卦皆有重要意义，只有体用结合才能真正地掌握八卦、运用八卦。藏象学说是一类独特的理论体系。其认为脏腑不单纯是一个解剖学的概念，更重要的是概括了人体某一系统的生理和病理概念。藏象中亦蕴含着特殊的体用关系。

何为体用

“体”与“用”是中国古代哲学中的一对重要范畴，可指本体和作用。一般认为，“体”是最根本的、内在的、本质的，是第一性的；而“用”是“体”的外在表现与表象，是第二性的。“体”和“用”最初只是单一出现。荀子第一次将“体”“用”作为一对概念加以使用，并在《荀子·富国》中阐述：“万物同宇而异体，无宜而有用，为人数也。”可见体用关系即是原理、原则及其运用的关系。中医理论体系中，体质是人的根本属性，则可以认为是“体”；而望闻问切四诊后所得的表象，是体质与疾病的反映，则可以认为是“用”。“体”与“用”相结合才能去推测内在本质的情况。老子首次对“体用”概念做了深刻阐述，他认为“有之以为利，无之以为用”“反者道之动，弱者道之用”。由此可以看出，老子所表达的正是体用一源、即体即用、体用无定的思想。

中医理论体系中存在着多种多样的“体用”关系，比如作为人体主要构成的阴阳也是“体用”关系的代表。在阴阳之间，阴为体，阳为用。这该怎么理解呢？就好比春夏为阳，此时我们可以感受到的是温暖的阳光、繁荣昌盛的万物，这正是阳气所发挥的作用，即将温暖、热盛的现象表达在外。相反，秋冬为阴，此时我们无法感受到“阳用”的现象。秋冬季将阳气收藏起来，培养到一定程度而释放才能发挥更好的作用。这就说明了阴为体的内在根本性。但是，四季总是有规律地交替出现，说明阴与阳，“体”与“用”也是相辅相成、互根互用、缺一不可的存在。正如《素问·生气通天论》道：“阴者，藏精而起亟也；阳者，卫外而为固也。”这种体用关系还体现在脏腑之间。比如当谈到肝脏的功能时，有着肝体阴而用阳的概念。肝脏实体属阴，说明肝刚柔相济，阴容易虚；而其功能属阳，说明阳容易亢。可见肝的本性是阴阳并存、体用相合的。

八卦与体用如何统一

在中医术数中，卦象是一种用来预测和解读事物发展的符号系统。八卦中也蕴含着体用关系。《梅花易数》中是这样描述的：“卦以先天为体，故卦数从先天，后天为用，故卦位用后天。”由此可以看出，卦象的形成是一种先后天共同作用的结果。八卦的体用关系最直接的用处便是在于解卦，而解卦的第一步就是要分清其中的体用关系。一个完整的卦由上下两部分构成，有动爻的卦为用卦，无动爻的卦为体卦。动爻在上卦的时候，上卦为用卦，下卦为体卦；相反，动爻在下卦的时候，则下卦为用卦，上卦为体卦。而整个卦象以体卦为主，用卦为事，互卦为事之中间，刻应变卦为事之终。通过对整个卦象的解读和分析，可以了解某个事物或者问题的基本状态、具体表现、发展过程、应对方式，以及最终结果。这种解读可以帮助人们理解事物的发展规律，并做出相应的决策和调整。

先天八卦在体，阳上阴下，寓动于静，理在阴阳刚柔，象在对待流转。后天八卦在用，阴上阳下，寓静于动，理在君臣主使，象在交错反复。阴卦多阳，阳卦多阴。坤巽离兑四阴卦，阴者下强中藏上弱，巽让位于坤得强阴能对乾，离得藏阴而以乾为体代乾，兑得弱阴通水行坎。乾震坎艮四阳卦，阳者上强中藏下弱，艮让位于乾得强阳能对坤，坎得藏阳而以坤为体代坤，震得弱阳通火行离。坤巽坎兑四阴卦在上，乾震坎艮四阳卦在下，阴上阳下故能变动；艮震巽变动居左，乾兑坤平静居右，左动右静故能革新。先天后天转换具体见图 6。

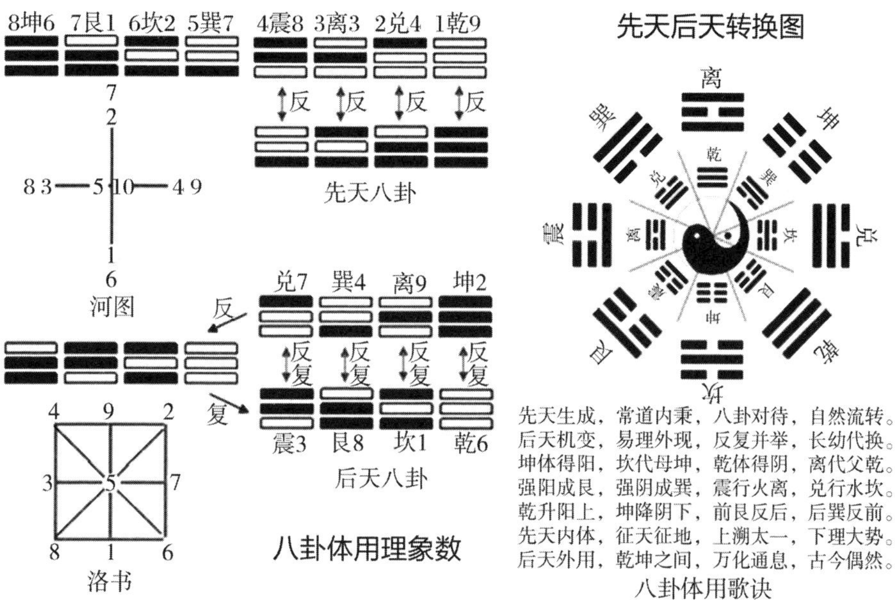

图6　先天后天转换图

藏象与体用的关系

“藏象”两字，首次出现于《素问·六节藏象论》。《类经·藏象》中说道：“象，形象也。藏居于内，形见于外，故曰藏象。”由此可见，藏是指藏于体内的内脏，象则指表现于器官外的生理、病理现象。藏象包含着各个脏的实体及其生理功能和病理变化表现于外的各种现象，并且由此产生了“藏象学说”这一重要的理论体系。“藏象学说”是历代医家在医疗实践的基础上，在阴阳五行学说的指导下，概括总结用于研究人体各个脏腑的生理功能、病理变化及其相互关系的学说。

体用范畴在藏象学说中有着深刻的反映。正如《素问·阴阳应象大论》中所述：肝在体为筋、其华在爪；心在体为脉、其华在面；脾在体为肉、其华在唇；肺在体为皮、其华在毛；肾在体为骨、其华在发。其中，“体”指人的机体，“华”则为“用”，通指作用的意思。只有体用结合，我们才能更加清楚人体表面出现相应症状的根本原因是什么，以及是哪个脏腑生理功能出现了问题等。只有运用好藏象之间的体用关系，临床的诊疗才能真正起作用。比如，人体的筋出问题则优先调肝，骨出问题则首先治肾，血脉出问题则要治心等。可见人体任何一种生理功能皆要通过实质性的组织结构发挥作用来实现，这也体现了“体”与“象”的关系。

在藏象的体用关系中，真正能够说明人体生命活动的是气的学说。体与用的统一离不开气及气的运动。有形的脏腑组织，源于气的聚合，正如《素问·六节藏象论》中道“气合而有形”，说明气的升降出入决定了各个脏腑的功能。而有形之脏是气化生的场所，比如肝脏所藏筋膜之气、心脏所藏血脉之气、脾脏所藏肌肉之气、肾脏所藏骨髓之气、肺脏所藏皮毛之气等。只有五脏之气足够充盛，对应五窍、五体形成的“用”的功能才能正常；若五脏之气不足，那么其“用”必病。如肝气虚的人眼睛常会出现干涩、视物昏花的症状，还会出现抽筋、痿证等表现。可见五官、五体都以气为物质基础。借助气机的运动将内脏与体表组织相联系，内脏的病变才能更精准地表现于体表，临床才能借助其体用关系得以辨证论治。